实用腔镜手术入门

名誉主编 徐志飞 姜格宁

主　编 唐华

副主编 陈　昶 王志农 黄可南

编　者 （以姓氏笔画为序）

丁新宇（上海长征医院胸外科）　　　季名飞（上海长征医院泌尿外科）

王　婧（上海曙光医院胸外科）　　　郑森中（浙江台州黄岩第一人民

王志农（上海长征医院胸外科）　　　　　　医院胸外科）

韦荣强（上海长征医院胸外科）　　　徐　健（上海宝山中西医结合医院

方云昊（上海长征医院胸外科）　　　　　　普外科）

刘承栋（上海长征医院胸外科）　　　徐志飞（上海长征医院胸外科）

应　俊（上海长征医院普外科）　　　徐建俊（上海曙光医院胸外科）

辛　宁（上海长征医院胸外科）　　　唐　华（上海长征医院胸外科）

陈　杰（上海长征医院泌尿外科）　　黄可南（上海长征医院胸外科）

陈　昶（上海肺科医院胸外科）　　　葛　文（上海曙光医院胸外科）

陈子豪（上海长征医院胸外科）　　　蔡圣芸（上海长海医院妇产科）

人民卫生出版社

·北　京·

图书在版编目（CIP）数据

实用腔镜手术入门 / 唐华主编 . —北京：人民卫
生出版社，2021.7
ISBN 978-7-117-31775-7

Ⅰ. ①实… Ⅱ. ①唐… Ⅲ. ①腹腔镜检 —外科手术
Ⅳ. ①R656.05

中国版本图书馆 CIP 数据核字（2021）第 128219 号

人卫智网	www.ipmph.com	医学教育、学术、考试、健康， 购书智慧智能综合服务平台
人卫官网	www.pmph.com	人卫官方资讯发布平台

实用腔镜手术入门
Shiyong Qiangjing Shoushu Rumen

主　　编：唐　华
出版发行：人民卫生出版社（中继线 010-59780011）
地　　址：北京市朝阳区潘家园南里 19 号
邮　　编：100021
E - mail：pmph @ pmph.com
购书热线：010-59787592　010-59787584　010-65264830
印　　刷：廊坊一二〇六印刷厂
经　　销：新华书店
开　　本：710×1000　1/16　印张：5
字　　数：92 千字
版　　次：2021 年 7 月第 1 版
印　　次：2021 年 8 月第 1 次印刷
标准书号：ISBN 978-7-117-31775-7
定　　价：49.00 元

序

近年来，随着微创医学理念逐步普及，医学技术不断创新，微创外科手术器械快速迭代，微创腔镜技术在外科领域得到了迅猛发展，目前我国的微创腔镜手术比例已经达到 70%~80%。因此，腔镜的基本操作和技术成为广大临床外科医学生及住院医师的必备技能。

广大的临床外科医学生及住院医师急需获得更为基础，更为实用，更为贴合现代医学实际发展的腔镜技术临床应用指导。有鉴于此，海军军医大学附属长征医院胸外科唐华副教授带领其团队，联合普外科、泌尿外科、妇产科等多个专业的专家认真编写了这本专门针对初出茅庐的医学生及外科住院医师的实用腔镜技术指导用书。这本书首先从腔镜的概述、腔镜器材的介绍、腔镜的基本操作 3 个方面介绍了腔镜最基本的理论知识及基本操作，然后从胸外科、普外科、妇产科、泌尿外科 4 个专科的常见手术案例出发讲解了具体的手术技术和操作，帮助读者从理论到实战系统了解微创腔镜手术，以便快速适应临床外科工作，更好地提升自己。

我乐于推荐该书，并深信这本书一定会得到广大临床医学生、住院医师的欢迎。

中国医师协会胸外科分会常委
中华医学促进会胸外科分会常委
上海市医学会胸外专科委员会名誉主任委员
徐志飞

目　录

第一章
腔镜概述

一、简史

传统的开放手术（开胸、开腹等）会给患者带来诸多不适，如创伤大、术后疼痛明显、影响对心肺功能、住院时间长等。腔镜技术的出现可以说是 20 世纪医学发展的重大进步。1901 年法国人 Kelling 采用膀胱镜第一次观察到了狗的腹膜腔，他将这种技术称为腹腔镜检查术。当时膀胱镜的设计是采用中空的管腔，使光线通过管腔照射到腹腔。1910 年瑞典学者 Jacobaeus 第一次将这种操作方法用于人体，以解决肺结核空洞患者的胸膜粘连问题，从而开创了胸腔镜手术的先河。但是，手术视野差、光线暗的问题在很长一段时间内限制了该技术的发展。随着社会工业化的进步，腔镜技术迎来了第二次发展。1938 年德国人 John 发明了弹簧充气针，Kurt 设计了自动气腹机。弹簧充气针保证了腹腔穿刺的安全，自动气腹机可以更好地控制和建立二氧化碳气腹。这些技术推动了腔镜技术的应用和发展。1966 年从事光学研究的英国科学家 Hopkius 发明了柱状透镜系统，显著地改进了内镜图像的清晰度和对比度。导光纤维的使用解决了内镜光线传导的问题，使得光线传导时的损失降到最低，极大地提高了光线的使用效率。冷光源的出现消除了热光源引起内脏灼烧的危险，并且给腹腔带来像直视手术一样的亮度。1976 年 Cortesi 将腹腔镜应用于泌尿外科双侧隐睾的诊断。1987 年法国外科医生 Mouret 完成了世界首例腹腔镜胆囊切除术。电视腹腔镜的出现使腹腔镜设备技术发生质的飞跃，它可以将摄像头和腹腔镜连接起来，通过信号传输将图像显示在监视器上，这样所有医生都可以看到手术视野图像，方便主刀医生与助手配合，令手术更加安全。这使得腔镜手术得到飞速发展。1992 年 McKenna 采用胸腔镜技术完成了世界首例全胸腔镜下解剖性肺叶切除术。

临床上可应用的腔镜很多，如胸腔镜、腹腔镜、宫腔镜和关节腔镜等，其基本部件和功能操作原理大同小异。

腔镜手术的操作首先是通过胸壁或腹壁制造 1~4 个小孔,每个小孔的直径为 1~4cm(孔的数量和大小取决于主刀医生的习惯),然后将腔镜的镜头插入胸腔或腹腔中,使腔内的脏器放大显示在高清显示屏上,再插入特殊的腔镜手术器械,完成手术。腔镜手术具有患者创伤小、失血少、恢复快、住院时间短、疼痛轻等优点。

二、腔镜在普外科的应用现状

目前腹腔镜既可以用于完成胆囊切除、阑尾切除、脾切除等基本手术,也可以完成胃癌根治术、结直肠手术,甚至可以完成胰腺十二指肠切除这种高难度手术。国内部分医院也开展了腔镜下经乳晕或腋下甲状腺切除术、乳腺肿瘤切除术、乳房重建及乳腺整形等,手术疗效好、切口隐蔽,获得患者好评。另外,部分医院实施了腹腔镜下胃旁路手术治疗 2 型糖尿病。

三、腔镜在胸外科的应用现状

目前胸腔镜可以用于完成手汗症治疗、肺大疱切除术、简单的肺楔形切除术等基本手术,也可以完成单孔肺叶切除、精准肺段切除、纵隔肿瘤切除,甚至可以完成 2D 或 3D 胸腔镜联合腹腔镜下食管癌根治术、改良式充气式纵隔镜联合腹腔镜食管癌根治术、改良式漏斗胸矫形术等复杂手术。不仅如此,近年来国内一些三甲医院已经熟练地掌握了达芬奇机器人联合腔镜治疗食管癌、肺癌等新型手术方式。

四、腔镜在泌尿外科的应用现状

目前腹腔镜可以用于完成单孔的肾癌根治术、肾部分切除术、肾盂成形术、肾上腺切除术、精索静脉曲张高位结扎术、前列腺切除术等微创手术。部分医院开展了经自然腔道的腔镜手术,如经阴道联合腹腔镜肾切除术。除此之外,利用达芬奇机器人联合腔镜实施肾癌根治术、前列腺癌根治术等也日趋成熟。

五、腔镜在妇产科的应用现状

目前腹腔镜可以用于诊断并治疗早期异位妊娠,实施卵巢囊肿蒂扭转手术、卵巢黄体囊肿破裂手术、子宫肌瘤切除术及子宫全切除术等,通过腔镜疏通输卵管治疗不孕症,还可以在腔镜下进行配子输卵管内移植辅助生育。

总之,近年来随着微创外科器械、技术的不断完善与成熟,腔镜技术在外科领域得到飞速发展,越来越多的新设备和新材料应用于腔镜技术中,将使更多的患者受益。目前,腔镜手术在外科手术中的比例和数量日趋增加,其应用范围也越来越广泛。目前许多传统的开放手术已逐步被腔镜手术所替代。

第二章
腔镜器材介绍

第一节　腔镜设备及其组装方法

一、腔镜设备介绍

腔镜设备包括显示器、冷光源、摄像机、气腹机和镜头,目前主要应用于胸外科、普外科、泌尿外科和妇产科。各科的设备可以通用。

(一)显示器

显示器(图 2-1)主要与摄像机相连接。镜头所摄内容被放大显示在显示器上,供术者和助手观看和操作。显示分辨率决定着手术野的画质。显示器上有调节白平衡、色彩等的按键。一台手术往往需要两个显示器,术者观看一个,第一助手(一助)扶镜手观看另一个,也有一台手术只用一个显示器的情况。

(二)冷光源

冷光源机(图 2-2)通过一根配套光缆线(图 2-3)连接镜头,用于增强腔内的亮度,方便镜头的照明,使得术野更明亮和清晰。

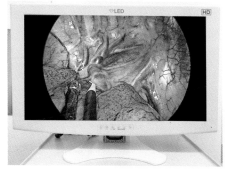

图 2-1　显示器

(三)摄像机

摄像机(图 2-4)为腔镜设备的关键部分,决定着术野的清晰度,其主要与显示器相连,将镜头照明内容输送至显示器。摄像机通过镜头线(图 2-5)连接至镜头,由镜头至人体内照明术野并传送画质。镜头线前端往往有调节焦距、录像和调节白平衡的按键。

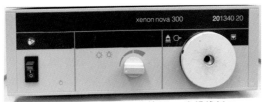

电源开关　　　亮度调节旋钮　　光缆线插口

图 2-2　冷光源机

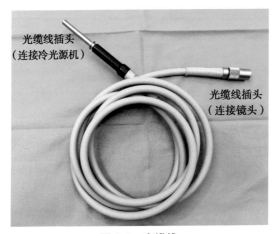

图 2-3　光缆线

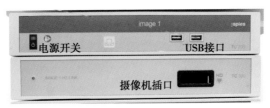

图 2-4　摄像机

（四）气腹机

气腹机主要用于建立气胸和气腹,以提供更广阔的术野,一般采用二氧化碳气体,压力控制在 6~14mmHg(图 2-6)。气腹机进气端与二氧化碳瓶相连,出气端通过无菌气腹管(图 2-7)与穿刺器相连,以建立气腹或气胸。

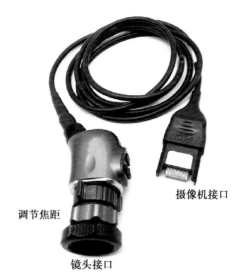

调节焦距

摄像机接口

镜头接口

图 2-5 镜头线

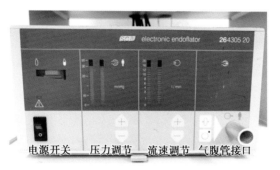

电源开关 压力调节 流速调节 气腹管接口

图 2-6 气腹机

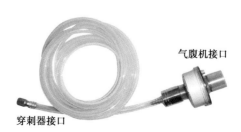

气腹机接口

穿刺器接口

图 2-7 气腹管

(五) 内镜头

内镜头(图 2-8)是利用光学柱状晶体透镜将影像传送至主机,并通过连接超高清显示器进行成像。它是进入体腔内的部分,主要用于照明术野,传送画面至摄像机(画面再由摄像机传送至显示器)。镜头尾部(镜头线接口)通过摄像机线连接至摄像机,尾部的侧面(光源线接口)通过冷光源线连接至冷光源机。内镜头一般分为30°镜和0°镜。

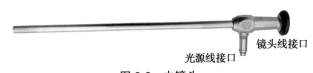

光源线接口　　镜头线接口

图 2-8　内镜头

二、腔镜设备的安装

腔镜系统(图 2-9、图 2-10)一般由一辆推车统一放置,可以根据不同的手术具体要求放置于不同位置,以方便主刀和一助观看。腔镜设备的安装主要分为两部分,即非无菌部分安装和无菌部分安装。

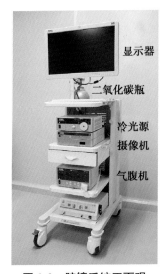

图 2-9　腔镜系统正面观

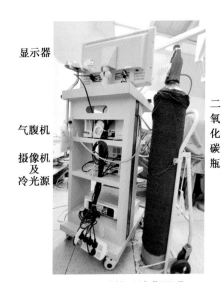

图 2-10　腔镜系统背面观

(一) 非无菌部分安装

非无菌部分安装主要是主机(包括显示器、冷光源、摄像机和气腹机)的安装。

1. 显示器和摄像机　通过信号线从主机后部连接。显示器和摄像机各有一根电源线,分别与电源插座相连(图 2-11、图 2-12)。

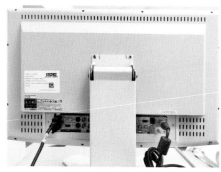

图 2-11　显示器背面

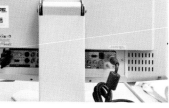

图 2-12　摄像机背面

2. 冷光源　需要连接后部电源线和电源插座(图 2-13)。

3. 气腹机　将后部电源线与电源插座线连接(图 2-14),然后将气腹机后部一根金属气腹管二氧化碳瓶连接(图 2-15)。在连接二氧化碳瓶之前,须确认其是否为空瓶(图 2-16),如果是空瓶要及时更换。连接完二氧化碳瓶后,需要用扳手再次旋紧接口,打开二氧化碳瓶气阀,检查有无漏气。如有漏气,应关闭气阀,用扳手进一步旋紧金属管与二氧化碳瓶的连接处,直至打开阀门无漏气。

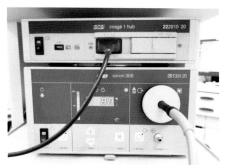

图 2-13　摄像机和冷光源正面

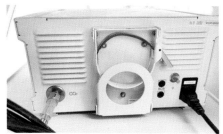

图 2-14　气腹机背面

(二) 无菌部分安装

无菌部分包含镜头、光缆线和镜头线。这部分设备会由穿戴完无菌手术衣和手套的医生来操作或触碰。先由手术台上医生将光缆线一端接口和镜头连接(图 2-17),然后再将镜头线和镜头卡住。光缆线和镜头线各留约50cm 在手术台上,剩余部分交由台下护士连接摄像机和冷光源。光缆线和镜头线先使用无菌关节镜套包裹(图 2-18、图 2-19、图 2-20),再用小干纱布捆绑固定于无菌单上(图 2-21)。由于现在光缆线和镜头线数量较少,当有多台手术同时进行时,往往会出现光缆线和镜头线的短缺,这时可以使用长塑

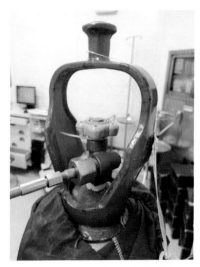

图 2-15 金属管与二氧化碳瓶

××医院

医用二氧化碳
Medical carbon
dioxide
空瓶（EMPTY）
使用中（IN USE）
剩余 2 格
剩余 3 格
剩余 4 格
满瓶 5 格（FULL）

图 2-16 二氧化碳瓶标识

料袋来包绕光缆线和镜头线替代消毒。气腹管和穿刺器相连，并保证穿刺器阀门打开（图 2-22）。

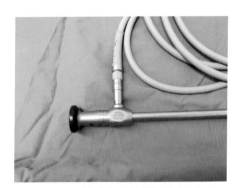

图 2-17 镜头与光缆线相连（无菌）

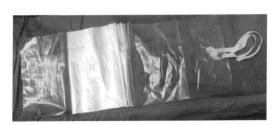

图 2-18 无菌关节镜套——用于包绕光缆线或镜头线（无菌）

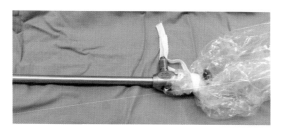

图 2-19　塑料袋包绕镜头尾部(无菌,由器械护士完成)

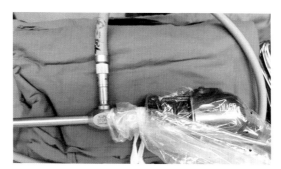

图 2-20　用无菌塑料袋包绕有菌的镜头以应付应急状况
(由台下护士协助完成此此操作)

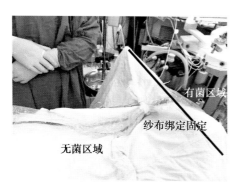

图 2-21　光缆线和由塑料袋包绕的镜头线
用纱布捆绑固定于无菌巾单上

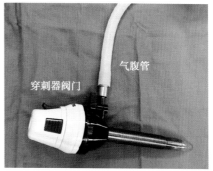

图 2-22　气腹管和穿刺器相连(无菌)

第二节　腔镜能量器械

一、电凝钩和电凝棒

电凝钩和电凝棒的主要作用是对组织进行切割分离及止血(图 2-23)。

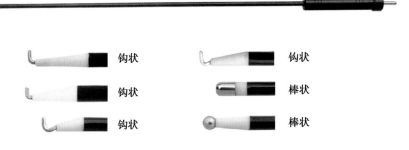

图 2-23　电凝钩和电凝棒

二、双极电凝钳

双极电凝钳是钳芯、钳杆、钳柄及高频电缆组成,通过高频电缆与高频发射器相连。其工作时,正极电流通过电极线到达电凝钳头,闭合电凝钳时电流经另一电极线至另一钳头,形成工作回路,灼烧血管,电凝止血(图 2-24)。

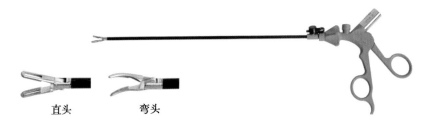

图 2-24　双极电凝钳

三、超声刀

超声刀主机中的电能通过手柄中压电陶瓷转变成机械能,令刀头产生55 500Hz 振动频率,使组织蛋白变性,实现切割和凝闭,达到切割和止血效果。超声刀适用于直径 5mm 以下血管(图 2-25)。

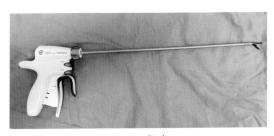

图 2-25　超声刀

四、组织结扎速

组织结扎速是一种闭合回路凝血技术,闭合回路凝血通过感知凝血工作部位的组织阻抗变化调整能量输出,在大的组织范围内达到一致、可控的止血效果。适用于直径 7mm 以下血管(图 2-26)。

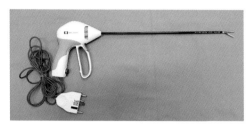

图 2-26　组织结扎速

五、高频电刀

高频电刀(图 2-27)通过高频高压电流与肌体接触时对组织进行加热,实现对肌体组织的分离和凝固,从而起到切割和止血目的。

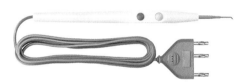

图 2-27　高频电刀

六、氩气电刀

氩气电刀(图 2-28)是利用氩气环境下的高频能量改变破坏人体组织外层,达到切割凝血的目的。其止血能力强,特别适用于出血较多的肝、脾外科手术。

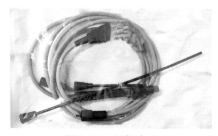

图 2-28　氩气电刀

11

第三节　腔镜手术器材

一、胸腹腔镜常规手术器械

(一) 气腹针

气腹针(图 2-29)主要由外鞘、针芯、通气开关等组成。气腹针内有弹簧保护装置,穿刺腹壁时,针芯遇阻力缩回针鞘内,针鞘的尖头可穿透腹壁。针鞘刺破腹膜进入腹腔内,使腹腔内充满二氧化碳气体,阻力消失,针芯在弹簧作用下弹出针鞘,使得气腹针前端成为钝头,可避免刺伤腹腔内脏器。气腹针主要用于腹腔手术建立人工气腹。

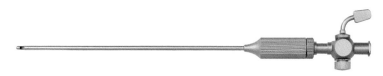

图 2-29　气腹针

(二) 一次性血管、组织闭合夹及配套闭合钳

一次性血管、组织闭合夹及配套闭合钳(图 2-30)主要用于配合相应器械,在手术中夹闭血管或其他组织管道,开放手术或腔镜手术皆可使用。

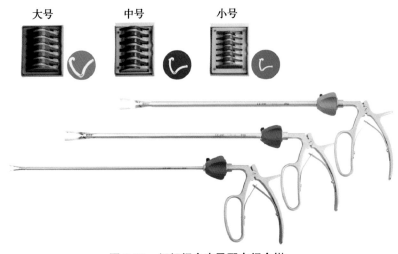

图 2-30　组织闭合夹及配套闭合钳

(三) 钛夹及钛夹钳

钛夹及钛夹钳(图 2-31)是由纯钛丝或钛合金丝压制而成的 V 型夹体,使用方便、可靠,主要用于配合相应器械,在手术中夹闭血管或其他组织管道,开放手术或腔镜手术皆可使用。

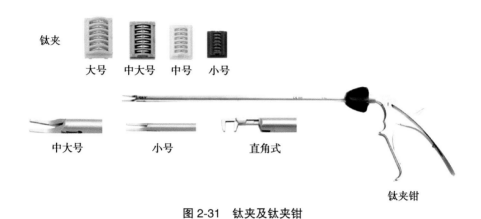

图 2-31　钛夹及钛夹钳

(四) 持针钳

持针钳(图 2-32),又称持针器,主要用于在腔镜下夹持缝针缝合各种组织,也可以用于腔镜下器械打结。

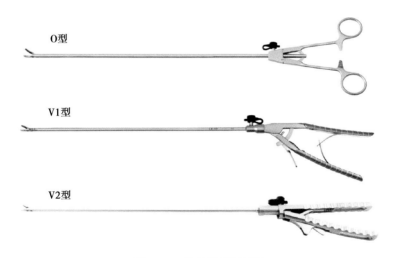

图 2-32　持针钳(持针器)

(五) 推结器

在腔镜手术中的使用:在体外将缝线结打好,然后用推结器(图 2-33)向

13

腔内推动缝线结,并将其扎紧。

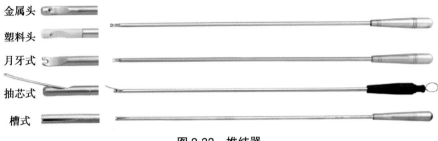

金属头

塑料头

月牙式

抽芯式

槽式

图 2-33 推结器

(六) 叶钳

叶钳(图 2-34)在术中一般用于阻挡肺、胃肠等组织器官,以方便暴露术野。

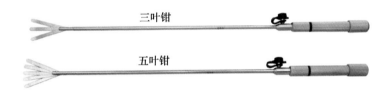

三叶钳

五叶钳

图 2-34 三叶钳和五叶钳

(七) 吸引器

吸引器(图 2-35)是用于吸除手术中出血、渗出物、脓液以及胸腔脏器内容物,使手术野清晰,减少污染机会。

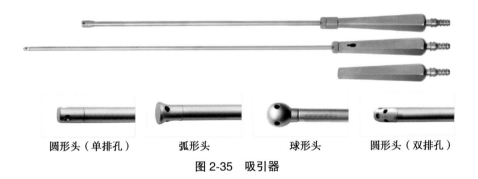

圆形头(单排孔)　　弧形头　　球形头　　圆形头(双排孔)

图 2-35 吸引器

(八) 胆道取石钳

在腹腔镜胆总管探查术中,可用胆道取石钳(图 2-36)直接经胆总管切口取石;对于难取性结石,也可碎石后用胆道取石钳取出。

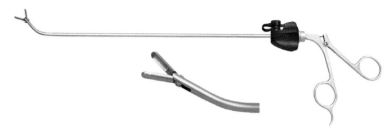

图 2-36　胆道取石钳

(九) 腔镜下剪刀

腔镜下剪刀(图 2-37)用于在腔镜下剪裁各种组织。

(十) 分离钳

腔镜分离钳可分为弯式和直角式(图 2-38),用于分离血管或组织,也可用于夹持组织。

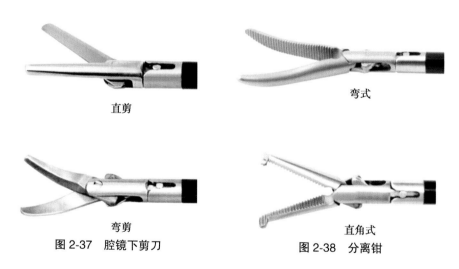

直剪

弯式

弯剪

直角式

图 2-37　腔镜下剪刀

图 2-38　分离钳

(十一) 抓持器械

抓持器械主要用于在术中抓持各种组织、器官、针、纱布等。一般情况下,每种抓持器械都有其特定目标抓取物,不宜混用。

1. 肠抓钳(图 2-39)　用于抓持结肠、空肠等肠壁。

2. 胃抓钳(图 2-40)　用于抓持胃壁。

3. 输尿管抓钳(图 2-41)　用于抓持输尿管。

4. 输卵管抓钳(图 2-42)　用于抓持输卵管。

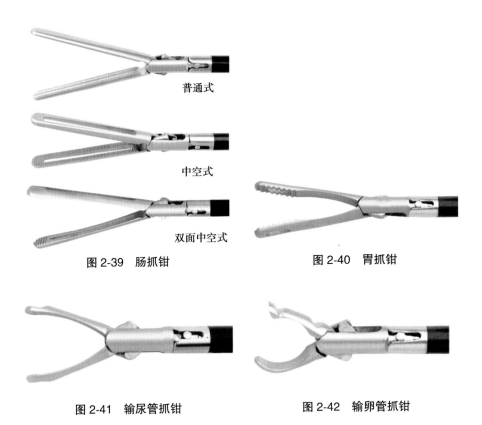

普通式

中空式

双面中空式

图 2-39　肠抓钳

图 2-40　胃抓钳

图 2-41　输尿管抓钳

图 2-42　输卵管抓钳

5. **阑尾抓钳**(图 2-43)　用于抓持阑尾。

6. **活检钳**(图 2-44)　用于抓取各种需要活检的组织。

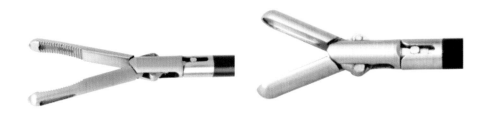

图 2-43　阑尾抓钳

图 2-44　活检钳

7. **胆囊抓钳**(图 2-45)　用于抓持胆囊。

8. **鸭嘴抓钳**(图 2-46)　用于抓持纱布,使用时须避免抓持组织或器官等。

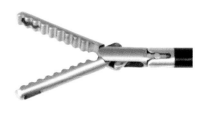

图 2-45　胆囊抓钳

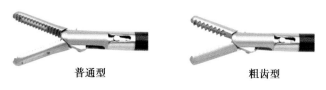

普通型　　　　　　　　　　粗齿型

图 2-46　鸭嘴抓钳

9. 无损抓钳（图 2-47）　用于抓持各种组织及脏器等，使用时要注意动作轻柔，避免用力过大损失组织。

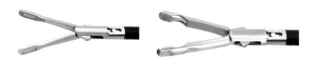

图 2-47　无损抓钳

10. 肺叶抓钳（图 2-48）　用于抓持肺叶组织。

（十二）双关节器械

双关节器械是主要适用于单孔胸腹腔镜下手术操作的器械，其双关节结构使得腔镜下操作更加精细、方便。

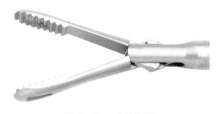

图 2-48　肺叶抓钳

1. 分离止血钳（图 2-49）　用于分离游离组织，并且在组织出血时可直接使用来夹闭组织来临时止血。

2. 卵圆钳（图 2-50）　用于抓持肺叶、食管壁等组织器官。

3. 淋巴结钳（图 2-51）　用于抓取、采集纵隔淋巴结等。

4. 三角式分离钳（图 2-52）　用于分离游离组织。

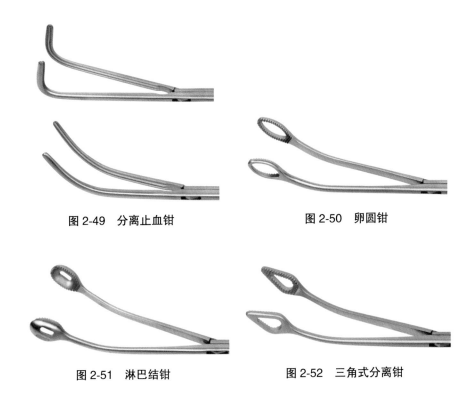

图 2-49　分离止血钳

图 2-50　卵圆钳

图 2-51　淋巴结钳

图 2-52　三角式分离钳

二、妇产科特殊器械

(一) 举宫器

举宫器主要用于腹腔镜辅助下经阴道子宫切除术、腹腔镜下子宫切除术、腹腔镜下输卵管染色通液检查,以及在各种腹腔镜手术过程中配合定位子宫。

1. **简易举宫器**(图 2-53)　前端有举宫杆,可插入子宫腔内进行子宫托举,配合完成相关手术。根据举宫杆的长度及附加功能不同,简易举宫器可分为固定式(70 号)、可调节式、可冲洗式(60 号)。

2. **特种举宫器**(图 2-54)　亦称杯状举宫器,主要由中央导杆、宫颈固定器、穹隆杯等构成。特种举宫器的宫颈固定器内轴向开有中央通道,中央导杆穿过其中,穹隆杯包饶在宫颈固定器的外周,配合用于子宫全切或次全切手术。

3. **举宫球**(图 2-55)　其作用相对单一,用于摆动、提升子宫,调整子宫方位或定位。

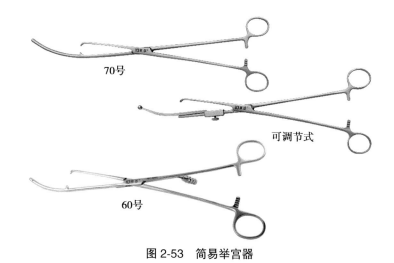

图 2-53 简易举宫器

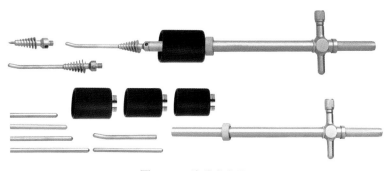

图 2-54 特种举宫器

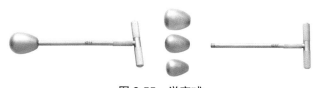

图 2-55 举宫球

（二）电动子宫切除器及其配套器械

电动子宫切除器是一种由多部件组成的妇科手术器械,与腹腔镜配套适用,主要适用于子宫、子宫肌瘤切除等手术。

1. 电动子宫切除器（图 2-56） 主要组件有电动马达手柄、电动马达内芯、控制器、电源线及连接线。

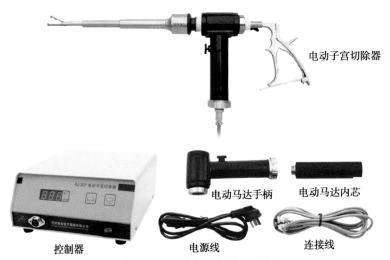

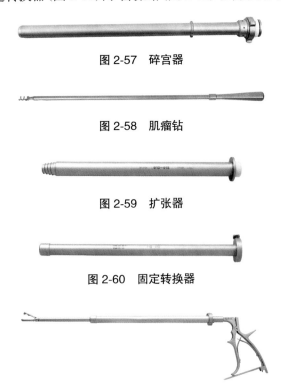

图 2-56 电动子宫切除器主要组件

2. 其他组件及配套器械 有碎宫器(图 2-57)、肌瘤钻(图 2-58)、扩张器(图 2-59)、固定转换器(图 2-60)、子宫抓钳(图 2-61)和宫颈钳(图 2-62)。

图 2-57 碎宫器

图 2-58 肌瘤钻

图 2-59 扩张器

图 2-60 固定转换器

图 2-61 子宫抓钳

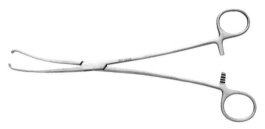

图 2-62　宫颈钳

(三) 宫腔镜及其组件

宫腔镜技术是一项微创性妇科诊疗技术,用于子宫内检查和治疗,是妇科出血性疾病和宫内病变的首选检查方法。宫腔镜组件包括普通内镜、操作器及操作镜套管(图 2-63)。

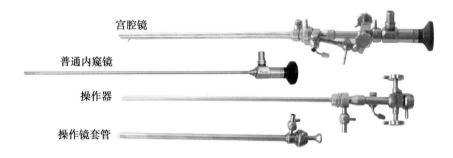

宫腔镜

普通内窥镜

操作器

操作镜套管

图 2-63　宫腔镜及其组件

(四) 宫腔电切镜及其组件

子宫的某些病变可通过宫腔镜直接行手术治疗。宫腔电切镜主要用于完成子宫病变的宫腔镜电切术(图 2-64A)。宫腔电切镜的组件包括普通内镜、电切器、电切环、电凝环、汽化环、外鞘、活动闭合器、内鞘、检查桥等(图 2-64B)。

三、泌尿外科特殊器械

(一) 尿道膀胱镜及其组件

尿道膀胱镜(图 2-65)是内镜的一种,附有电灼器、剪开器和活组织检查钳等器械,适用于对尿道、膀胱内疾病的检查和治疗。尿道膀胱镜组件包括普通内窥器及导向器(操作器)。

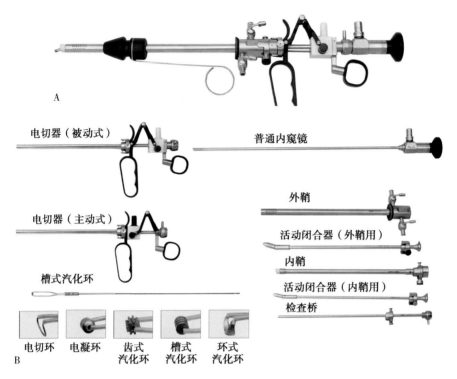

A

电切器（被动式）　　普通内窥镜

外鞘

活动闭合器（外鞘用）

内鞘

电切器（主动式）

活动闭合器（内鞘用）

检查桥

槽式汽化环

电切环　电凝环　齿式汽化环　槽式汽化环　环式汽化环

B

图 2-64　宫腔电切镜及其组件
A. 宫腔电切镜；B. 宫腔电切镜组件。

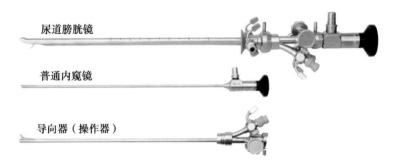

尿道膀胱镜

普通内窥镜

导向器（操作器）

图 2-65　尿道膀胱镜及其组件

（二）膀胱电切镜及其组件

膀胱电切镜（图 2-66）应用于膀胱镜电切术。该术式利用电切镜经尿道进入膀胱，对膀胱肿物进行切除。膀胱电切镜组件包括电切器、电切环、汽化环、外鞘、内鞘、活动闭合器、检查桥、尿道扩张器、冲洗器等。

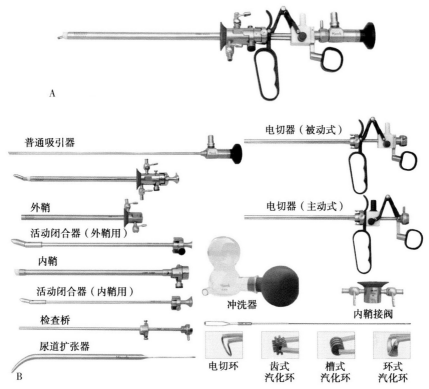

图 2-66　膀胱电切镜及其组件

A. 膀胱电切镜及其组件；B. 膀胱电切镜的组件。

（三）尿道切开镜及其组件

尿道切开镜（图 2-67）配合尿道切开刀用于尿道狭窄及闭锁、尿道扩张失效的腔内治疗。尿道切开镜组件包括普通内镜、镜鞘及闭合器、内切操作器等；刀头类型分为半月刀、柳叶刀、镰形刀、中空半月刀。

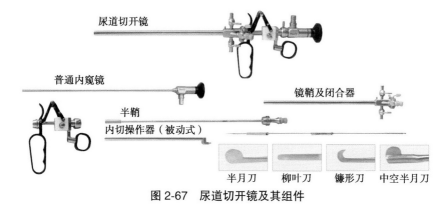

图 2-67　尿道切开镜及其组件

(四) 膀胱碎石镜

膀胱碎石镜(图 2-68)应用于膀胱镜碎石术。该术式是使膀胱碎石镜经尿道进入膀胱,用碎石钳夹碎结石,再用生理盐水反复冲洗,排出碎石渣。

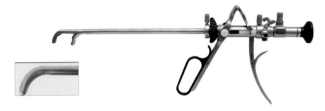

图 2-68　膀胱碎石镜

(五) 输尿管肾镜

输尿管肾镜(图 2-69)应用于输尿管肾镜碎石术。该术式是使输尿管肾镜经尿道、膀胱进入输尿管,打碎取出输尿管结石或肾结石。输尿管肾镜适用于各种输尿管结石和一些保守治疗无效的肾结石。

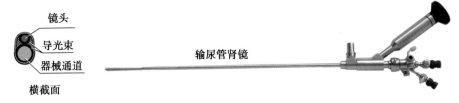

图 2-69　输尿管肾镜

第四节　腔镜手术配套耗材

一、内镜型切割吻合器

内镜型切割吻合器可用于离断、切除或重建,适用于普通外科、妇产科、泌尿科、胸科及儿科的开放手术或微创外科手术(图 2-70)。

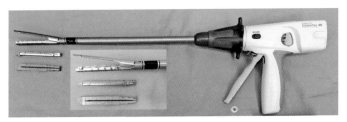

图 2-70　内镜型切割吻合器

二、圆型切割吻合器

圆型切割吻合器可用于普外科胃肠道重建手术、胸外科食管手术,适用于胃、肠等消化道组织端侧(图 2-71)。

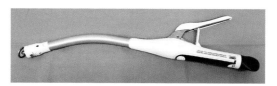

图 2-71 圆型切割吻合器

三、止血纱布

止血纱布(图 2-72)由天然纯植物材料再生氧化纤维素制成,可以在 3~5min 迅速止血,7~14d 完成吸收;作为止血基质,还可凝结血块,加速止血过程。

四、吸收性明胶海绵

将整个吸收性明胶海绵(图 2-73)贴敷于创伤表面,可以吸入比其本身重量大数倍的血液量,并像一个铸模似的使血液在其内凝固,在 4~6 周内被机体吸收,用于创伤止血。

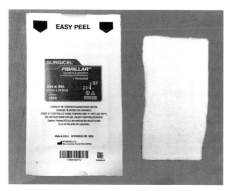

图 2-72 止血纱布

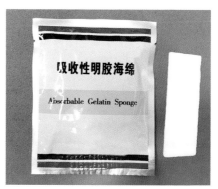

图 2-73 吸收性明胶海绵

第三章
腔镜下的基本操作

第一节　器械通道的建立

目前建立器械通道主要有两种形式,一种是穿刺器置入,另一种是切口保护套。

一、穿刺器

穿刺器(trocar)根据功能可分为密封性穿刺器和开放性穿刺器。密封性穿刺器主要用于腹腔手术(建立人工气腹)。胸腔手术既可以选用密封性穿刺器,也可以选用开放性穿刺器。目前,穿刺器主要有 12mm 和 5mm 这两种规格。12mm 穿刺器一般用于镜头孔或主操作孔,5mm 穿刺器用于辅助操作孔。穿刺器分为两部分——针芯和针管。针芯在穿刺器置入体内后可拔除,镜头或操作器械通过针管进入胸腔或腹腔。穿刺器可由金属材料或高分子材料制成。金属穿刺器(图 3-1)可以反复消毒使用,高分子材料制成的穿刺器(图 3-2)为一次性使用。

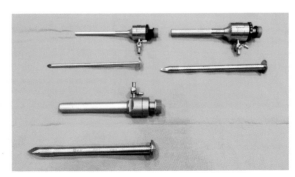

图 3-1　金属穿刺器

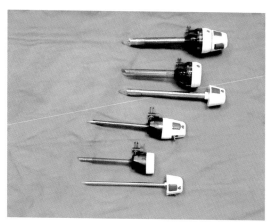

图 3-2　一次性塑料(高分子材料)穿刺器

(一) 穿刺器置入

在进行腔镜操作时,无论是在胸部还是腹部操作,首先要打观察孔(引导打主操作孔和辅助操作孔)。一般操作选用 10mm 30° 镜,因此打观察孔选用 12mm 穿刺器。胸部打孔和腹部打孔有所不同,因为胸腔打开后,肺会自然萎陷,由于骨性胸廓的存在,自然会出现腔隙,方便腔镜操作,如果有人工气胸,肺萎陷会更好;而腹部没有骨性结构支撑,因此只能通过人工气腹来营造腔隙以方便腔镜操作。

1. 胸部穿刺器置入　分为观察孔和操作孔。

(1) 观察孔(图 3-3):一般位于第七肋间与腋中线或腋后线的交点处(具体根据手术类型和主刀医生习惯而定)。首先,用尖刀做一大小约 1cm 的皮肤切口,然后用电刀进行皮缘止血,利用电刀切开皮下组织和脂肪,换直钳钝性分离肌肉,沿下一肋的上缘直至进入胸膜腔,确定无胸腔粘连,插入穿刺器,拔除穿刺器针芯,镜头经穿刺器进入胸腔,进一步确认有无胸腔粘连,然后在腔镜引导下,分别做其他几个操作孔。根据手术需

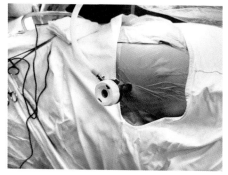

图 3-3　观察孔

求,可以做人工气胸,也可以通过单肺通气获得手术操作空间。

(2) 操作孔(图 3-4):由助手将镜头放入观察孔,根据手术位置需要,置入其他穿刺器孔。根据需要打入的穿刺器大小,决定切开 5mm 或 10mm 皮肤,用电刀止血,无需做钝性分离,直接用带针芯穿刺器沿下一肋上缘垂直

穿入胸腔,再拔除针芯即可。

2. 腹部穿刺器置入　分为观察孔和操作孔。

(1)观察孔:常规选用脐周(左侧或右侧),具体根据手术要求而定。先用尖刀做一约 1cm 的切口,用电刀止血,再用气腹针连接气腹管;首先测试是否有气体从气腹针前面排出,然后利用两把巾钳钳住切口两侧,用力拎起,置入气腹针至腹腔,观察腹部

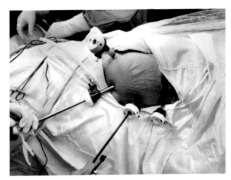

图 3-4　操作孔

是否有隆起,叩诊是否有鼓音,待两个条件均具备后拔出气腹针,将气腹管换至 12mm 穿刺器上,然后将穿刺器置入腹腔,拔除针芯。放入镜头观察腹部穿刺器有无进入腹腔。

(2)操作孔:在镜子引导下置入其他穿刺器,防止损伤其他脏器。

二、切口保护套

1. 应用　切口保护套(图 3-5)不需要密封,更多的是用于保护切口,方便器械进出操作,目前较多应用于胸腔微创手术。部分切口保护套配合手套或密封盖也可以用于建立气胸或气腹。

2. 切口保护套置入　利用卵圆钳夹住切口保护套一侧,将其塞入胸腔或腹腔内,另外一侧留于皮缘外,使其分别卡住切口的上下缘(图 3-6)。

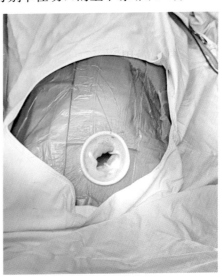

图 3-6　切口保护套置入胸壁

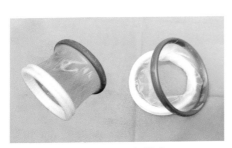

图 3-5　切口保护套

第二节　钳　　夹

　　钳夹操作主要由主刀和一助完成。一助利用器械钳夹组织,协助暴露术野,主刀往往在器械的协助下用左手钳夹组织,右手进行操作(图 3-7)。

　　钳夹一般选用无损伤钳,使用时应动作轻柔,防止夹伤组织、血管或神经。一般不要直接钳夹神经和血管,否则会造成损伤。

　　钳夹过程中往往需要助手根据操作需要调整牵引方向,以暴露操作

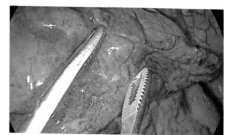

图 3-7　钳夹肺组织

视野;另外,由于助手和主刀不站在一侧,会出现反手操作的情况。这是操作难点,需要操作者有较好的方向感。

第三节　剪　和　切

　　腔镜下的组织切开有以下几种。

一、剪刀

剪刀适用于没有血管的组织(如筋膜等)的切开以及剪线等(图 3-8)。

二、超声刀

　　超声刀适用于有小血管组织的切开,既可以分离组织(图 3-9),也能止血。超声刀分为快档和慢档,快档主要用于切开薄组织(如腹腔筋膜、胸膜)或切割疏松组织,慢档主要用于切断较粗的血管。

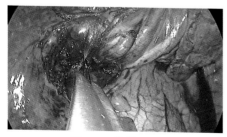

图 3-8　剪裁组织

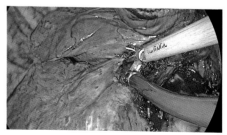

图 3-9　超声刀分离组织

三、电凝钩

电凝钩主要用于组织的分离和解剖(图 3-10),能做到精细化操作。从控制角度,电凝钩可分为手控式和脚控式。电凝钩有电切和电凝两种功能。电切用于组织切割,电凝用于止血。一般分离组织时,电凝档用得较多。

四、组织结扎速

组织结扎速主要用于有小血管组织的切割、闭合、分离(图 3-11)。

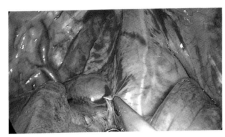 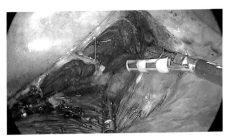

图 3-10 电凝钩分离组织 　　　图 3-11 组织结扎速分离组织

第四节 缝 合

缝合一般是指在腔镜下用持针器夹持针具进行组织的缝合。腔镜下缝合时,线的尾端不宜过长,主要是为了方便器械打结,但如果用推结器打结,线的尾端需要较长。

第五节 打 结 术

打结术分为两种,即体内打结和体外打结。体内打结也称器械打结,主要通过左右手器械的配合来进行打结。体外打结就是将线提出体外,在体外预打结,然后利用推结器将结推至体内打紧。腹腔手术较多应用体内打结,胸腔手术则较多应用体外打结。

一、体外打结

体外打结多用于胸腔手术,也可用于腹腔手术。但是,腹腔手术往往需要建立气腹,而体外打结容易发生漏气的情况,此外,体外打结还容易引起组织撕裂,这限制了其应用。

体外打结的具体操作为：先在体外用手预打第一个结，然后用推结器将结推至组织边缘，直至推紧，然后退出推结器；在体外打第二个结，并将第二个结推至第一个结附近，直至推紧。

体外打结可用于结扎血管、拉拢组织、重建器官、手工吻合等。由于线尾穿出穿刺器可导致人工气腹漏气，所以体外打结常应用于不需要人工气胸的胸外科微创手术。使用推结器推结时会对组织造成一定张力，需注意避免组织撕裂（图 3-12）。

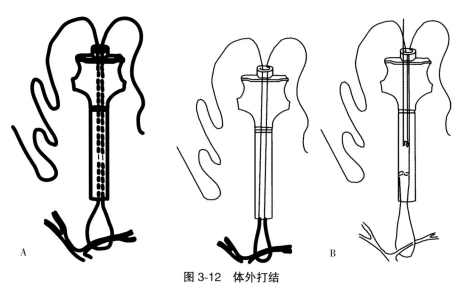

图 3-12 体外打结
A. 两端线尾置于体外，术者打结；B. 用推结器将半结推入体内，继续推半结。
两方向相反为方结，相同为滑结。

二、体内打结

体内打结最常用于精细结构及连续缝合结束之后，是腔镜手术中必不可少的重要技能。与开放手术中持针器打结一样，腔镜下也可使用外科结，即在持针器上绕两个圈完成第一个半结，随后反向完成第二个半结，主要用于张力较大的组织。

腔镜下打结是腔镜手术中的一项基本操作，其技巧与开放手术中的打结不同，在腔镜下操作具有一定难度。顺利完成腔镜下打结，首先要需选择合适的穿刺位置，避免器械间互相干扰，在最佳角度方可顺利进行；其次，术者肢体需处于舒适而不别扭的位置，需要充分发挥术者双手的作用，有时甚至需要有经验的一助帮助；再次，腔镜下打结需要根据组织的不同选择不同的缝线,从而达到最佳效果。最重的是,只有经过反复多次练习,才能掌握腔镜下打结技巧,才能在面对腔镜下出血时临危不乱,打出有效、可靠的结,保证腔镜手术能够安全、顺利地进行(图 3-13)。

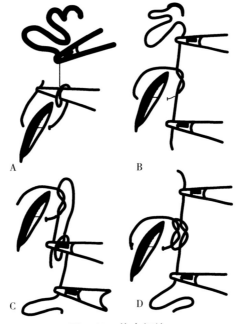

图 3-13　体内打结

A. 绕第一个圈;B. 完成第一个半结;C. 反方向绕第二个圈;D. 完成方结。

第六节　止　血　术

出血可以分为血管主干出血和非血管主干出血,应根据不同部位出血,选择不同方法止血。

一、电凝

电凝主要针对非血管主干的小血管(直径 1~3mm)出血或组织脏器表面的渗血,即采用分离钳夹住出血点,利用电凝止血。注意,电凝止血对组织周围具有传导作用,因此使用该方式止血时一定要避免组织周围有较大的血管,以免出现副损伤(图 3-14)。

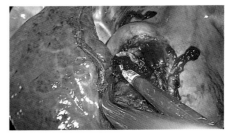

图 3-14　电凝钩止血

二、钛夹

钛夹主要适用于直径为 5~10mm 的主干发出的小血管出血,或无法采用电凝止血的患者。另外,钛夹也可以用于尚未完全游离的血管止血,但是容易出现脱落(图 3-15)。

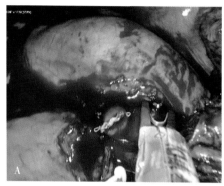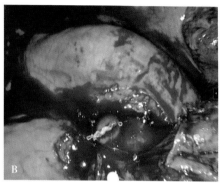

图 3-15　钛夹止血
A. 钛夹夹闭血管前;B. 钛夹夹闭血管后。

三、一次性血管、组织闭合夹

一次性血管、组织闭合夹分为大、中、小 3 个型号,主要针对于直径为 5~15mm 的血管。使用组织闭合夹时,血管必须完全游离,否则无法夹闭组织闭合夹,甚至导致撕扯出血。组织闭合夹夹闭牢靠才不易脱落(图 3-16)。

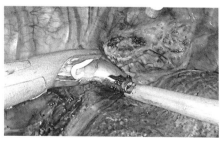

图 3-16　组织闭合夹夹闭血管

四、缝扎

胸腔镜下缝扎主要是对破损血管的缝扎或离断组织的缝扎,其要求较高,往往需要主刀娴熟掌握手术技巧。

第七节　血　管　离　断

一、直径 <5mm 的血管

对于直径 <5mm 的血管,可以直接采用能量器械离断(超声刀或组织结

扎速)(图 3-17)。

二、直径 5~15mm 的血管

对于直径 5~15mm 的血管,一般可以用 2~4 个组织闭合夹(图 3-18),在组织闭合夹中间用超声刀、组织结扎速或剪刀离断,防止近心端出血。

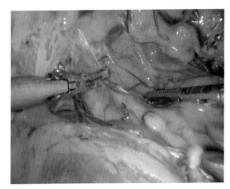

图 3-17　超声刀离断血管

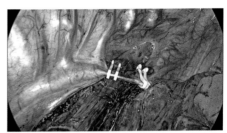

图 3-18　组织闭合夹夹闭血管

三、直径 >15mm 的血管

对于直径 >15mm 的血管,尤其是肺动脉血管、肺静脉血管等主干血管,一般选择内镜型切割吻合器进行离断,这样更加安全可靠(图 3-19)。

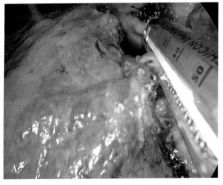
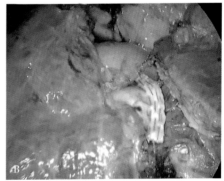

图 3-19　内镜型切割吻合器切割血管

A. 内镜型切割吻合器拟切割闭合血管;B. 切割闭合后的血管残端。

第八节　标 本 取 出

为防止肿瘤种植转移,标本取出前需要使用标本袋(图 3-20)。应根据标本大小,选择不同标本袋。对于淋巴结等小标本,可以利用手套的指头自制小标本袋(图 3-21)。

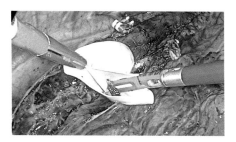

图 3-20　腔镜下标本袋

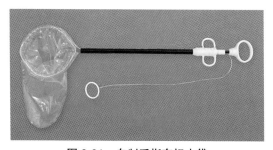

图 3-21　自制手指套标本袋

第四章
专科常用腔镜手术

第一节 胸 外 科

一、胸腔镜下肺大疱切除术

肺大疱根据周围肺实质内有无阻塞性肺部病变的特点,可分为 3 种类型。Ⅰ型伴有正常肺实质,以周围型肺气肿改变为主,单发多见,对肺功能影响小。Ⅱ型伴有周围肺实质广泛气肿,一般为多发性的,症状与大疱的大小、压迫程度和潜在肺气肿有关。Ⅲ型为毁损肺,由于弥漫性大疱性气肿,肺段、肺叶或全肺的肺实质完全丧失功能。

（一）适应证

余肺功能改善程度和大疱压迫程度是判断手术能否获益的重要因素。因此,当伴有肺大疱时,估计切除后能够改善患者呼吸困难,或小范围切除能改善肺功能者被认为有手术指征。

胸腔镜下肺大疱切除术主要适应证为:

1. 肺大疱大于胸腔体积 1/3 并引起呼吸困难。

2. 肺大疱大于一侧胸腔的 1/2 体积。

3. 肺大疱合并气胸,如复发性气胸、气胸后持续漏气、双侧气胸或先后自发性气胸、自发性血气胸、自发性张力性气胸等。

（二）禁忌证

1. 对于伴有慢性阻塞性肺疾病(简称慢阻肺),被认为是弥漫性病变的肺大疱,手术切除对于肺功能改善不明显者,不建议手术治疗。

2. 不能耐受全身麻醉和单肺通气者。

3. 有同侧胸腔手术或严重胸膜腔粘连者禁忌行胸腔镜手术。

（三）外科手术

自发性气胸患者的肺大疱多见于肺尖部,但是很多慢阻肺患者的肺大疱可能分布广泛。因此,为方便对在肺任何部位的操作,选择切口时需要进行设计和良好的安排。

1. **体位** 患者一般取侧卧位,胸部垫高,在身体两侧进行固定,防止患者前倾或后仰。

2. **切口选择** 胸腔镜下肺大疱切除可以选择三孔法、单操作孔法和单孔法等多种方式。这里选择三孔法进行介绍。常规选取腋中线第 7 肋间切口作为观察孔,进入胸腔后大致观察肺大疱分布位置,选择腋前线第 4 或第 5 肋间切口作为主操作孔,再选取肩胛下线第 7 肋间作为辅助操作孔(图 4-1)。

3. **操作过程** 对部分肺大疱患者进行胸腔探查时,常会发现胸腔粘连束带,其中往往伴行血管,所以术者要尤其当心。这也是肺大疱破裂患者出现血胸的主要原因之一。

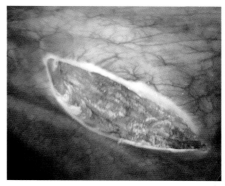

图 4-1 制备腋前线第 4 肋间切口,作为操作孔

(1)胸腔探查:术者通过腔镜下抓钳或双关节海绵钳对整个胸腔进行探查,重点是肺尖、下肺背段和叶间裂处,确定肺大疱的数量和范围,大致设计切除的大小和范围。本例发现右肺尖存在肺大疱(图 4-2)和束带血管(图 4-3)。束带血管破裂容易引起严重出血,需要仔细处理。

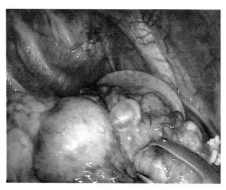

图 4-2 肺尖处肺大疱

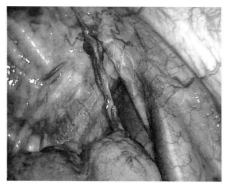

图 4-3 胸顶粘连束带

(2)处理粘连束带:使用组织闭合夹 / 血管夹夹闭,然后使用超声刀离断束带血管(双重保险,更为安全)(图 4-4)。

(3)使用海绵钳完整提起肺尖部肺大疱组织(图 4-5)。

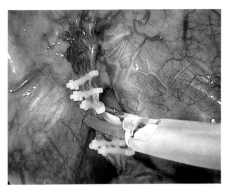
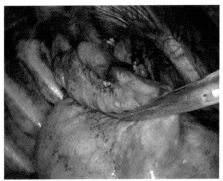

图 4-4　超声刀离断束带血管　　　　图 4-5　用海绵钳提起肺大疱组织

（4）肺大疱切除：目前以腔内直线切割缝合器切除最常用，较小的大疱可以考虑结扎或电凝处理。对于胸腔内未见明显肺大疱者，可以通过胸腔注水后鼓肺方法来找到肺大疱。本例利用腔内直线切割缝合器完整切除肺大疱组织。用抓钳提起肺大疱尖部旁的正常组织，在肺大疱根部使用胸腔镜下肺切割缝合器完整切除大疱组织和部分正常组织（图 4-6、图 4-7）。

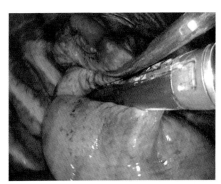
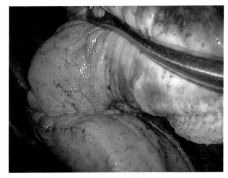

图 4-6　腔内直线切割闭合器夹闭肺组织　　图 4-7　腔内直线切割闭合器激发后的肺残端

（5）完整移除肺大疱标本（图 4-8），送病检。

（6）再次完整探查整个胸腔，排除多发性肺大疱的可能（图 4-9）。

（7）肺组织的切缘（4-10）需要仔细探查，止血彻底。

（8）胸腔内注入生理盐水或氯己定溶液（洗必泰）进行冲洗，鼓肺试漏，无明显漏气现象（4-11）。

（9）放置胸管，缝合切口（4-12）。

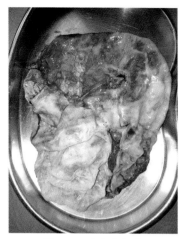

图 4-8 肺大疱标本

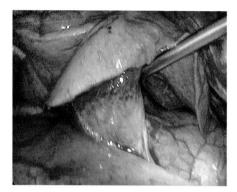

图 4-9 再次探查胸腔

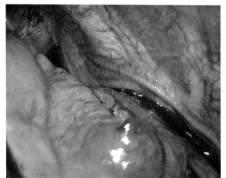

图 4-10 肺残端

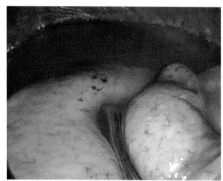

图 4-11 鼓肺测试肺是否漏气

（四）并发症及处理

1. 肺漏气 是最常见的并发症,尤其是对于伴有慢阻肺的肺大疱患者,术后肺粗面或缝合处有时会出现漏气。对于切除范围较大的肺大疱患者,建议术后常规留置 2 根胸腔引流管,促进排气,早期可以给予较大负压,使肺与胸壁贴合,停止漏气,有利于早期拔管。如果长时间持续大量漏气,需要考虑再次行手术治疗。

2. 肺部感染 为术后较常见的并发症,多见于合并肺气肿者。术前呼吸道准备或术后抗生素预防可降低肺部感染发生率。

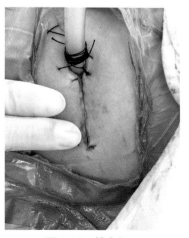

图 4-12 缝合切口

此外,如果术中切除范围过大,可能导致余肺复张不全,但经过锻炼,大部分患者的余肺是可以再扩张的。对于自发性气胸患者,有一定术后复发比例,主要见于切割器切缘复发,可能与第一次切除时切除强度不够或未完整切除大疱有关。

（五）讨论

对于自发性气胸合并肺大疱患者,胸腔镜手术创伤小、患者恢复快、治疗效果较好。对于慢阻肺的肺大疱患者,术后早期可以缓解气急症状,但是长期肺功能改善作用十分有限。肺大疱的大小、大疱内的残气量及余肺弥漫性肺气肿的程度都会影响术后效果。对于肺大疱伴有弥漫性肺气肿患者,肺大疱切除仅能维持短期效果,因此对于该类患者的手术应持谨慎态度。

视频:单孔胸腔镜
左肺上叶切除术

视频:单孔右肺
下叶背段切除术

二、胸腔镜下交感神经链切断术（手汗症治疗）

原发性手汗症根据出汗量的不同可以分为轻度、中度和重度。轻度患者主要表现为手掌潮湿,中度患者表现为手掌出汗可湿透一只手帕,重度患者表现为手掌出汗呈滴珠状。

（一）适应证

目前,已明确诊断的中、重度病例或严重影响日常生活和工作的情况为胸腔镜下交感神经链切断术的主要适应证。

（二）禁忌证

对于继发性多汗、严重心动过缓、预计会发生胸膜粘连或既往有胸腔手术史应为视胸腔镜下交感神经链切断术禁忌。此外,对于有神经质者不建议施行本手术。

（三）外科手术

1. 体位　由于对患者双侧进行手术,一般体位为仰卧30°~45°,上臂外展与胸壁成90°并固定于手架上,暴露双侧腋窝。

2. 切口选择　一般先选择腋中线第5或4肋间做一个切口,然后置入胸腔镜,作为观察孔,再于腋前线第 3 肋间做一个操作孔,进行手术操作。如果有胸腔粘连,可以考虑再做一个切口,以便于操作。

3. 操作过程

(1)胸腔探查:完成切口,置入胸腔镜,先初步探查下胸腔有无异常(如粘连束带等),然后再辨认上胸部解剖结构。一般,胸顶处明显所见的为第二肋骨,于肋骨小头外侧可见呈白色索状的交感神经链(图 4-13)。

(2)确定 T3 交感神经链部位(图 4-14)。

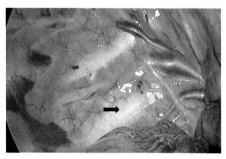

图 4-13　胸腔探查辨认解剖结构(黑色箭头示第二肋骨,蓝色箭头示交感神经链)

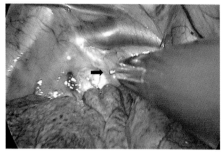

图 4-14　T3 交感神经链部位(黑色箭头示)

(3)离断:用电凝钩或电凝棒在第 3 或第 4 肋骨表面将相应神经干电凝灼断,并向外侧再延长烧灼 2cm 左右(图 4-15)。

(4)再次探查:检查术野无活动性出血后,另一切口置入细管,充分排尽胸腔内气体(图 4-16)。

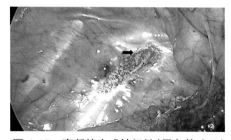

图 4-15　离断的交感神经链(黑色箭头示)

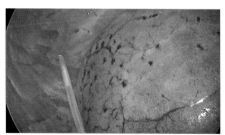

图 4-16　置入细管排气

(5)膨肺后退出胸腔镜缝合切口,拔出引流管、缝合切口。

(6)一侧术毕,再施行对侧手术。一般情况下不需要留置胸管。

(四)并发症及处理

1. 近期并发症

(1)气胸:由于术后不常规留置胸管,很多患者术后胸内有少许气体残留,但通常能被吸收,仅有 0.4%~2.3% 患者需安置胸引流管排气,张力性气胸罕见,一般是由术中损伤所致。因此,若术毕排气时发现气体排之不尽,应放置胸引流。

(2)一过性手掌多汗:部分患者术后一周内会出现一过性多汗,表现为手术后手掌多汗症状较术前严重或相似,出现时间不分白昼,持续时间为数分钟至数小时不定,一天可反复发作数次,可以无任何诱因,一周后多可自愈。

(3)其他情况:少部分患者会有出血、心搏骤停、皮下气肿、肺不张或肺炎情况,一般术中操作仔细,术后早期活动,均可以恢复良好。

2. 远期并发症

(1)代偿性多汗:是最常见的并发症,一般表现为术后其他部位,如胸部、腹部、背部、臀部、大腿及小腿出汗比术前明显增加,多数患者经过一段时间的适应和心理调整,较容易耐受,症状可好转,不影响术后生活质量。但有个别患者可能因此引起不适和生活困扰。这也是治疗后患者不满意的主要原因。现在认为,单一切断 T3 或 T4 交感神经可使其发生率大大降低。

(2)复发:少部分患者在术后 6 个月至 2 年会复发。对于保留 T2 的首次手术病例,若出现术后复发,建议再次手术切断 T2 交感神经治疗。

(3)霍纳综合征:为该手术最严重的并发症之一,主要为烧灼切断交感神经干时热传导波及星状神经节所致。开展 T3 或 T4 交感神经手术治疗手汗症以来,这种并发症十分罕见。

(4)其他:少部分患者出现手掌皮肤过度干燥、蜕皮,一侧改善明显而另一侧无效等情况。

(五)讨论

胸腔镜下交感神经链切断术已经成为目前治疗手汗症有效而持久的方法,但是对于手术的方式、范围和位置尚未达成共识;对于去交感神经后是否引起一些心、肺功能潜在风险,手术方法对代偿性多汗的影响等问题,需要通过长期的随访才能找到答案。因此,对于胸腔镜下交感神经链切断术的临床应用还需要长期的观察和研究。

第二节 普 外 科

一、腹腔镜下阑尾切除术

阑尾炎是外科常见疾病,是由多种因素引起的阑尾炎性改变,其中急性阑尾炎是最常见的外科急腹症之一。慢性阑尾炎较为少见,大多数病例由急性阑尾炎转变而来,少数病例也可开始即呈慢性过程。

（一）适应证

阑尾炎一旦确诊,应积极采取外科治疗。腹腔镜下阑尾切除术主要适应证为：

1. 绝大多数急性阑尾炎（确诊后,应早期行阑尾切除术）。

2. 慢性阑尾炎。

3. 特殊类型阑尾炎,如新生儿/小儿急性阑尾炎、妊娠期急性阑尾炎、老年人阑尾炎。

（二）禁忌证

1. 存在心肺等脏器功能障碍,无法耐受手术者。

2. 存在凝血功能障碍者。

（三）外科手术

1. **体位** 患者采用仰卧位,头低足高 30°,左侧倾斜 30°。

2. **切口选择** 一般用三孔法,分别为：①观察孔,即脐孔（脐上）；②主操作孔,位于麦克伯尼点（麦氏点）或平脐腹直肌外侧缘；③辅助操作孔,位于反麦氏点（图 4-17）。

3. **打孔步骤**

（1）脐部第一穿刺孔穿刺法：用两把巾钳提起脐孔两侧腹壁,使穿刺器垂直穿刺进入腹腔（一般有两次突破感）,然后连接气腹管,充 CO_2 气体至 13~14mmHg,置入腹腔镜镜头（图 4-18）。

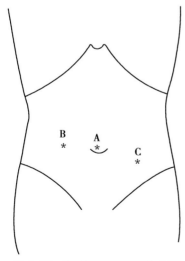

图 4-17　腹腔镜下阑尾切除术切口示意图

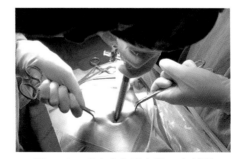

图 4-18　垂直穿入脐上第一穿刺器

（2）第二、三穿刺孔穿刺法：在镜头直视下穿刺可以避开腹壁血管及腹腔内肠管(图 4-19)。主操作孔及辅助操作孔分别使用 10mm 和 5mm 穿刺器。

4. 操作过程 沿结肠带找到阑尾后,首先查看其与周围组织是否有粘连;分离粘连后,左手持胃抓钳提起阑尾,使用组织闭合夹分段夹闭阑尾系膜后,用电凝钩离断远端系膜,用圈套器套扎根部,收紧线圈后剪断,在根部再次结扎或使用组织闭合夹夹闭,在远端予以组织闭合夹夹闭,用剪刀剪断后移除标本。用电凝

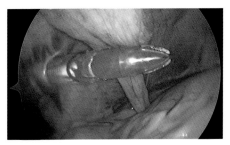

图 4-19 镜头下穿刺主操作孔

钩电凝残端。将标本置入标本袋后,从主操作孔取出。腹腔脓液量较少时,不常规放置引流管;腹腔脓液较多时,留置负压引流管一根。

(1)分离阑尾系膜(图 4-20),予以组织闭合夹夹闭(图 4-21)。

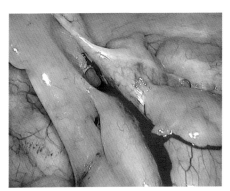

图 4-20 分离阑尾系膜

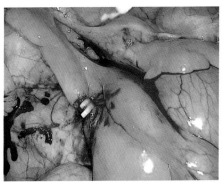

图 4-21 组织闭合夹夹闭近端阑尾系膜

(2)用电凝钩离断远端阑尾系膜(图 4-22),用圈套器套扎阑尾根部(图 4-23)。

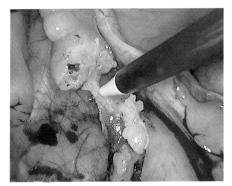

图 4-22 电凝钩离断远端阑尾系膜

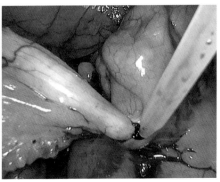

图 4-23 圈套器套扎阑尾根部

（3）阑尾根部远、近端各上一枚组织闭合夹（图4-24），用剪刀剪断后移除标本（图4-25）。

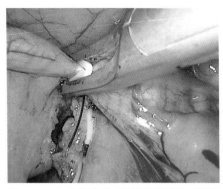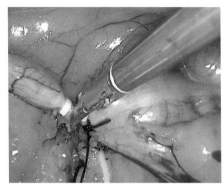

图4-24 组织闭合夹夹闭阑尾根部远、近端　　图4-25 剪刀剪断后移除标本

（4）用电凝钩电凝阑尾残端（图4-26），将标本装入标本袋后从主操作孔取出（图4-27）。

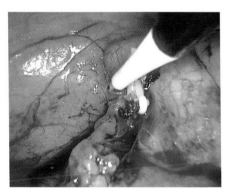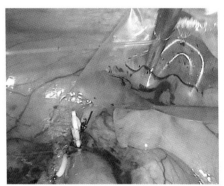

图4-26 电凝钩电凝阑尾残端　　图4-27 标本装入标本袋后取出

（四）并发症及处理

1. **盆腔脓肿**　首先使用抗生素，若无明显好转则在B超引导下行穿刺引流。

2. **阑尾残端瘘**　对于术中放置引流管者，若出现阑尾残端瘘，根据病情密切观察并给予对症处理；若症状加重，则及时给予手术治疗（阑尾残端缝扎及末端回肠造口）。

（五）讨论

自1983年第一例腹腔镜下阑尾切除术开展以来，其已经成为治疗阑尾疾病的金标准。与开腹手术相比，腹腔镜手术具有恢复快、住院时间短、术后并发症少等优点。在各医疗中心,腹腔镜阑尾切除手术技术已相当成熟,但关于是否在腹腔放置引流管还是存在争议的。对于腹腔有脓液者,有学者认为,应大量冲洗直至液体清亮并放置引流管,可降低脓肿的发生概率;但也有学者认为,应避免冲洗,否则容易导致细菌播散。对于此类患者,目前尚无明确意见。笔者单位对于此类患者的处理意见如下:对于一般情况尚可者,若脓液量较少(少于 50mL),一般冲洗吸净后,不常规放置引流管;对于一般情况较差、年纪较大者以及脓液量 >50mL 者,冲洗后,留置负压引流管一根,72h 内予以拔除。除此之外,临床中发现阑尾系膜明显充血水肿时,也可用超声刀一步完成止血、切割。用组织闭合夹处理阑尾残端时,若遇到残端肥厚无法夹闭的情况,可以用丝线结扎使管腔变细后再使用组织闭合夹夹闭。若遇到根部穿孔等情况,则先用 3-0 可吸收线缝扎根部,而后以 "Z" 字形继续缝合。

二、腹腔镜下胆囊切除术

胆囊疾病在我国属于常见病和多发病,如胆囊结石、胆囊炎、胆囊息肉等,多为良性疾病。

(一) 适应证

对于有症状和 / 或并发症的胆囊疾病,首选胆囊切除术。目前,腹腔镜下胆囊切除术已是常规手术,微创并且疗效肯定。其主要适应证为:

1. 有症状的胆囊结石。
2. 有症状的慢性胆囊炎。
3. 充满型胆囊结石。
4. 直径 >3cm 的胆囊结石。
5. 急性胆囊炎。
6. 有症状、有指征的胆囊隆起性病变。
7. 胆囊单发息肉直径超过 1cm。
8. 胆囊息肉伴有临床症状。

(二) 禁忌证

1. 不能耐受全麻手术者。
2. 有出血性疾病、凝血功能障碍者。
3. 胆石性胰腺炎。
4. 胆总管结石及肝内胆管结石。
5. 伴有急性胆管炎和梗阻性黄疸。
6. 怀疑胆囊癌者。
7. 肝硬化门静脉高压。
8. 腹腔感染、腹膜炎。

9. 伴有严重并发症的胆囊炎,胆囊坏疽、胆囊穿孔等。

10. 慢性萎缩性胆囊炎,胆囊体积 <4.5cm×1.5cm 或胆囊壁厚 >1.5cm。

11. 膈疝。

(三) 外科手术

1. 体位　患者取仰卧位,头高足底 30°,左侧倾斜 10~15°。

2. 切口选择　一般用三孔法,分别为:①观察孔,即脐孔;②主操作孔,位于剑突下;③辅助操作孔,位于右锁骨中线肋缘下(图 4-28)。

3. 打孔步骤

(1)脐部第一穿刺口穿刺法:用两把巾钳提起脐孔两侧腹壁,使穿刺器垂直穿刺进入腹腔(一般有两次突破感),然后连接气腹管,充 CO_2 气体至 13~14mmHg,置入腹腔镜镜头(图 4-29)。

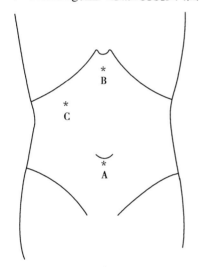

图 4-28　穿刺孔位置图

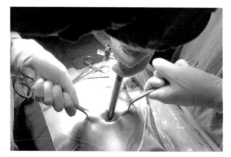

图 4-29　垂直穿入脐部第一穿刺器

(2)第二、三穿刺口穿刺法:在镜头直视下穿刺可以避开腹壁血管及腹腔内肠管(图 4-30)。主操作孔及辅助操作孔分别使用 10mm 和 5mm 穿刺器。

4. 操作过程　左手持胃抓钳提起胆囊壶腹部,用电凝钩在近胆囊壶腹部打开胆囊三角(又称 Calot 三角)前后的浆膜(注意远离胆总管),再用分离钳钝性分离胆囊动脉及胆囊管(注意胆囊管是否变异,防止损伤右肝管)。胆囊动脉若较粗,术者要明确是否是进入肝脏方向,防止损伤右肝动

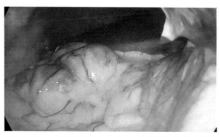

图 4-30　直视下垂直穿入主操作孔穿刺器

脉,用组织闭合夹或可吸收夹夹闭近端胆囊动脉,对远端予以电凝,近胆总管予以组织闭合夹或可吸收夹夹闭胆囊管近端,远端用一枚钛夹夹闭,用剪刀剪断胆囊管。用电凝钩继续分离胆囊床(小心胆囊动脉分支的存在),最后予以电凝棒烧灼胆囊床止血。

(1)左手持胃抓钳提起胆囊壶腹部,用电凝钩在近胆囊壶腹部打开胆囊三角前后的浆膜(图 4-31 和图 4-32)。

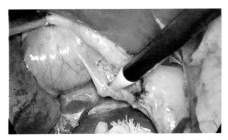
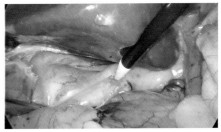

图 4-31 用电凝钩打开胆囊后三角浆膜　　　图 4-32 用电凝钩打开胆囊前三角浆膜

(2)用分离钳钝性分离胆囊动脉及胆囊管,防止损伤肝外胆管(图 4-33)。

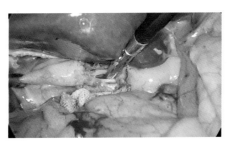

图 4-33 用分离钳钝性分离胆囊动脉及胆囊管

(3)用可吸收夹夹闭近端胆囊动脉(图 4-34),然后用电凝钩离断动脉远端(图 4-35)。

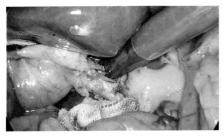
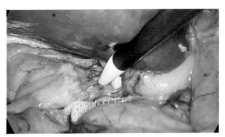

图 4-34 用可吸收夹夹闭近端胆囊动脉　　　图 4-35 用电凝钩离断胆囊动脉

(4)用分离钳钳夹胆囊管(图4-36),明确有无结石残留,对胆囊管近端予以可吸收夹夹闭(图4-37),远端予以钛夹夹闭(图4-38),用剪刀剪断肝囊管(图4-39),管腔内可见金黄色液体流出。

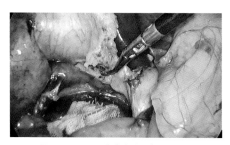

图 4-36　用分离钳钳夹胆囊管

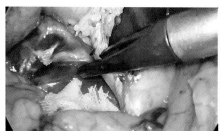

图 4-37　用可吸收夹夹闭近端胆囊管

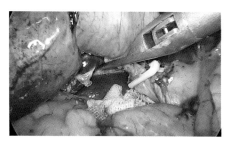

图 4-38　用钛夹夹闭远端胆囊管

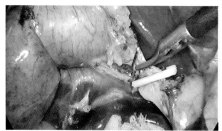

图 4-39　用剪刀剪断胆囊管

(5)用可吸收夹夹闭胆囊动脉后支(图4-40),用电凝钩将胆囊剥离胆囊床后(图4-41),以电凝棒烧灼胆囊床止血(图4-42),放入标本袋,取出胆囊。创面不常规放置引流管。

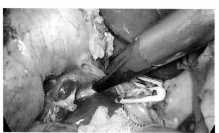

图 4-40　用可吸收夹夹闭胆囊动脉后支

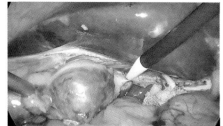

图 4-41　用电凝钩分离胆囊

(四)并发症及处理

1.胆源性腹痛与奥迪括约肌(Oddi sphincter)功能障碍　轻症患者可使用匹维溴铵等药物治疗,重症患者可使用内镜治疗或外科奥迪括约肌成形术。

2. **腹胀、腹泻**　可补充消化酶及肠道钙通道阻滞剂等药物治疗。

3. **残余小胆囊及胆囊结石**　首选手术治疗。

4. **胆总管残余结石**　选择内镜或手术治疗。

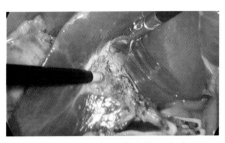

图 4-42　用电凝棒烧灼胆囊床

(五) 讨论

世界上第一例腹腔镜胆囊切除术于 1985 年完成。腹腔镜胆囊切除术现已经成为胆囊切除的金标准。虽然该手术步骤已经模块化,但有一个问题还存在争议:胆囊管结扎是靠近胆总管还是远离胆总管? 有学者认为,胆囊管遗留过长容易残留结石;也有学者认为,靠近胆总管,操作风险太大,容易损伤胆管。因此,应在保证安全的情况下,该尽可能靠近胆总管来离断胆囊管。

三、腹腔镜下脾脏切除术

脾脏疾病多为继发性病变,原发性病变(如脾肿瘤、脾囊肿等)较少见。

(一) 适应证

1. 脾破裂,包括自发性和外伤性。

2. 继发性脾功能亢进,如门静脉高压症、造血系统疾病。

3. 其他脾占位性病变,如巨大脾囊肿或转移瘤等,后者少见。

(二) 禁忌证

1. 无法耐受全麻手术者。

2. 有凝血机制障碍者。

3. 有上腹部手术史,腹腔粘连严重者。

(三) 外科手术

1. **体位**　患者一般选择平卧位,左腰部垫高。

2. **切口选择**　一般用四孔法,分别为:①观察孔,在脐孔左侧;②主操作孔,在左锁骨中线肋缘下 2cm;③辅助操作孔,在剑突下 2cm;④一助操作孔,在左腋前线肋缘下 2cm(图 4-43)。

3. **打孔步骤**

(1)脐部第一穿刺口穿刺法:用两把巾钳提起脐孔两侧腹壁,使穿刺器垂直穿刺进入腹腔(一般有两次突破感),连接气腹管,充 CO_2 气体,至 13~14mmHg,置入腹腔镜镜头(图 4-44)。

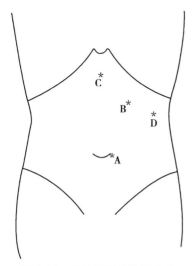

图 4-43 腹腔镜下脾脏切除术
切口示意图

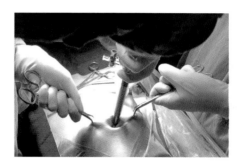

图 4-44 垂直穿入脐部第一穿刺器

（2）第二、三穿刺口穿刺法：在镜头直视下穿刺可以避开腹壁血管及腹腔内肠管。主操作孔及辅助操作孔分别使用 10mm 和 5mm 穿刺器（图 4-45）。

4. **操作过程** 用超声刀自胃大弯侧中部打开胃结肠韧带，进入小网膜囊，在近脾门处分离脾动脉，予以丝线或组织闭合夹结扎，使脾脏缩小。用超声刀离断脾结肠韧带、脾胃韧带、脾肾韧带、脾膈韧带，使脾脏充分游离。用组织闭合夹将脾蒂血管分段钳夹离断或使用一次性切割闭合器闭合离断脾蒂（注意一定要避开胰尾）。

（1）用超声刀切开胃结肠韧带（图 4-46）。

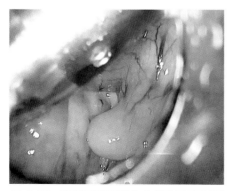

图 4-45 直视下垂直穿入主操作孔穿刺器

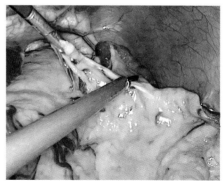

图 4-46 用超声刀切开胃结肠韧带

（2）显露结扎脾动脉：胰腺上缘显露脾动脉后，用分离钳分离（图 4-47），予以组织闭合夹夹闭脾动脉（图 4-48）。

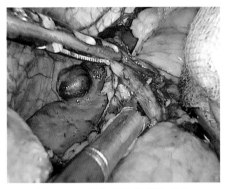
图 4-47 用分离钳分离脾动脉

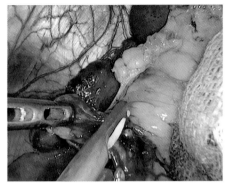
图 4-48 用组织闭合夹予以夹闭脾动脉

（3）用超声刀分离脾结肠韧带（图 4-49）、脾胃韧带（图 4-50）、脾膈韧带及脾肾韧带后，游离脾脏。

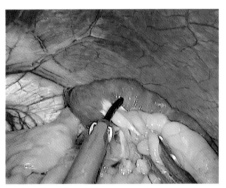
图 4-49 用超声刀切断脾结肠韧带

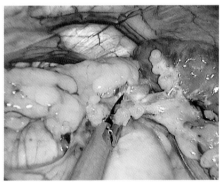
图 4-50 用超声刀切断脾胃韧带

（4）脾脏完全游离后，从主操作孔置入直线切割闭合器（图 4-51），闭合离断脾蒂（图 4-52）。

（5）置入标本袋取出标本：从主操作孔将标本袋置入腹腔，将切下的脾脏装入标本袋（图 4-53），扩大穿刺孔后取出标本袋。然后，冲洗腹盆腔（图 4-54），清点器械，置入腹腔引流管（图 4-55）。

（四）并发症及处理

1. 术后出血　先给予输血等对症支持治疗，若无好转，则及时再次手术治疗。

2. 膈下脓肿　先给予抗生素等对症支持处理，若症状进一步加重则在 B 超引导下穿刺引流。

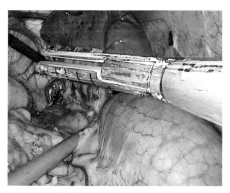

图 4-51 从主操作孔置入直线切割闭合器

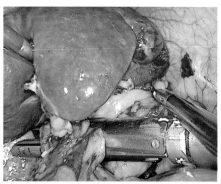

图 4-52 闭合离断脾蒂

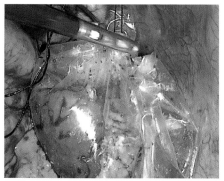

图 4-53 从主操作孔置入标本袋移除标本

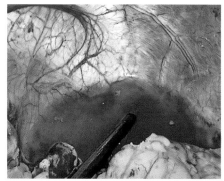

图 4-54 用生理盐水冲洗脾窝

3. 胰瘘 延迟拔除引流管,并给予对症支持治疗。

4. 胃瘘(较少见) 给予胃肠减压,延迟拔除引流管,并给予对症支持治疗,若无好转则及时再次手术治疗。

(五)讨论

成人腹腔镜下脾切除于 1991 年被首次报道,目前已成为常规治疗方式,但术中出血仍是一个不容忽视的

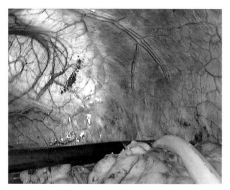

图 4-55 留置一根负压引流管

问题。腹腔镜器械牵拉导致的脾脏被膜撕裂、术中操作不够精细、肝硬化等都是容易出血的原因。因此,术中应常规备好开腹器械,当出血不能有效控制时,应及时行开腹手术,不要反复进行腔镜下止血。手术结束前,还有非常关键的一步,就是再次进行腹腔探查,检查有无遗留副脾。对于肝硬化、

脾功能亢进等患者来说,遗留副脾将会导致疾病复发或手术效果欠佳,所以对胃底、大网膜、结肠、小肠再次进行探查是对患者负责也是对医生自己负责。另外,随着快速康复的应用,临床上术后已不常规插胃管。隔天应复查血常规、肝肾功能、电解质等,给予预防感染、抑酸、补蛋白等对症支持治疗。术后连续 3d 监测引流液淀粉酶数值,了解有无胰瘘。观察患者血小板数值,若高于 $500 \times 10^9/L$,则予以口服阿司匹林 1 片,1 次 /d。若患者术后出现发热、左上腹及左肩疼痛,使用 B 超进一步排除脾窝脓肿可能。

第三节 妇 产 科

一、腹腔镜下异位妊娠手术(输卵管切除术)

受精卵在子宫腔外着床发育称为异位妊娠,以输卵管妊娠最为常见,是妇科急腹症之一。受精卵发育增大导致输卵管破裂,患者表现为急性剧烈腹痛,反复发作,阴道出血,以至失血性休克。治疗原则是在纠正休克的同时,积极准备外科手术,切除患侧输卵管。

(一) 适应证

1. 疑诊异位妊娠,且生命体征不稳定或有腹腔内出血征象者。

2. 异位妊娠有急症者,如人绒毛膜促性腺激素(human chorionic gonadotropin,HCG)>3 000IU/L 或持续升高,有胎心搏动,附件区大包块。

3. 药物治疗存在禁忌证或无效者。

(二) 禁忌证

1. 已出现休克或休克前期表现者。

2. 有多次手术史,腹腔粘连严重者。

3. 不能耐受全麻手术或头低足高体位者。

(三) 外科手术

1. **体位** 一般选择平卧位;诊断不明确、术中需同时行诊断性刮宫术者可取膀胱截石位。

2. **切口选择** 一般选三穿刺口,分别为脐孔和左、右麦氏点(髂前上棘和脐孔的中外 1/3)(图 4-56)。

3. **打孔步骤**

(1)脐部第一穿刺口穿刺法:先用

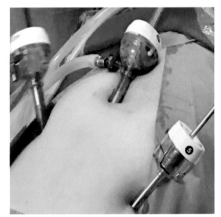

图 4-56 腹腔镜下异位妊娠手术三穿刺口位置图

两把巾钳提起脐孔两侧腹壁,再使腹穿针垂直穿刺(图 4-57),连接气腹管,充 CO_2 气体(图 4-58),至 13~14mmHg。先使用气腹针进气,待腹壁膨隆后再进行穿刺器(trocar)置入(图 4-59),可避免因穿刺器直接穿刺导致腹腔内脏器或血管损伤,进气过程中可行腹部叩诊(肝浊音界消失),确认穿刺正确入腹腔,而不是穿刺入皮下(对于肥胖患者,这一步尤其重要)。此外,可根据气腹机气压读数进行判断,若气腹针正确入腹腔,气腹压力应为 0 或 1,后逐渐上升,否则可能为进入皮下。

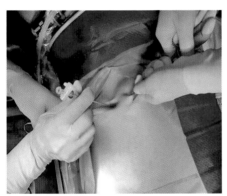

图 4-57 脐部第一穿刺口气腹针垂直穿刺

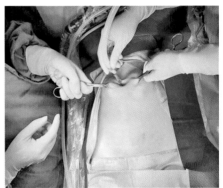

图 4-58 脐部第一穿刺口气腹针穿刺成功后,接气腹管,进 CO_2 气体

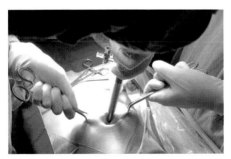

图 4-59 腹壁膨隆后,切开脐部下方皮肤,置入 10mm 穿刺器,垂直穿入脐部第一穿刺器,置入腹腔镜镜头

(2)第二、三穿刺口穿刺法:在镜头直视下可以避开腹壁大血管。进行第二、三穿刺口穿刺分别使用 10mm 和 5mm 穿刺器。须注意,穿刺时均需垂直穿刺,否则可能在皮下穿行,导致隐藏的血管出血,并且须避开穿刺口下方肠管(图 4-60、图 4-61)。

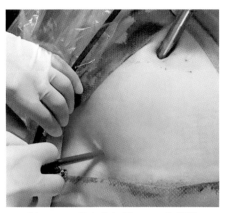

图 4-60　垂直穿入第二、三穿刺器

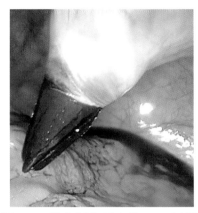

图 4-61　镜头直视下穿入第二、三穿刺器

4. 操作过程

（1）用吸引器吸引腹腔内积血，分别暴露双侧输卵管卵巢，确认输卵管病变部位和程度（图 4-62），如不能保留，则行患侧输卵管切除。如果患者腹腔内出血多，生命体征不稳定，须尽快找到病变部位，避免持续性内出血危及生命。

（2）用双极电凝钳分次电凝输卵管系膜（图 4-63），逐步切断输卵管系

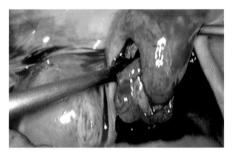

图 4-62　确认右侧输卵管壶腹部妊娠
（流产型）

膜，至宫角处。为尽量保留卵巢功能，应尽量紧贴输卵管根部切除输卵管系膜（图 4-64）。

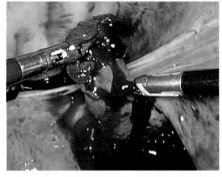

图 4-63　用双极电凝钳电凝输卵管系膜

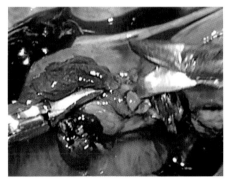

图 4-64　电凝后用剪刀剪开输卵管系膜

（3）在宫角处电凝后切除患侧输卵管（图 4-65）。须注意，尽量在宫角处完成切除，若遗留输卵管较长，有再发残端输卵管异位妊娠可能（图 4-66）。

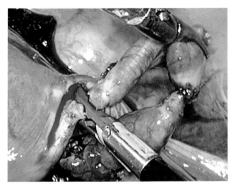 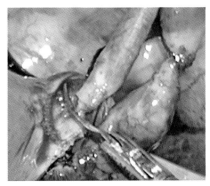

图 4-65　电凝后宫角处输卵管　　　图 4-66　在宫角处切除输卵管

（4）置入标本袋取出标本：通过 10mm 穿刺器在腹腔置入标本袋，将切下的输卵管和凝血块装入（图 4-67），再通过 10mm 穿刺器取出标本袋（图 4-68）。然后后冲洗盆腹腔，清点器械，可置入或不置入腹腔引流管。

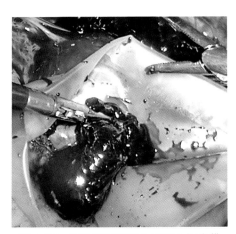 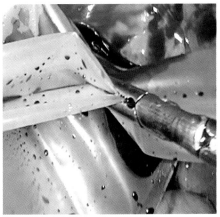

图 4-67　将输卵管和凝血块置入标本袋　　　图 4-68　取出标本袋

（四）并发症及处理

1. **皮下出血**　患者持续性出血，可能导致贫血，甚至大出血，有再次手术的可能。因此，在手术结束前，要翻转腹腔镜镜头，探查所有穿刺口有无活动性出血，如果发现渗血，可以在直视状态下用双极电凝钳进行止血。术后要注意观察穿刺口有无渗血。如果发现有渗血，可视情况给予沙袋压迫止血或缝合止血。

2. 脏器损伤　有可能发生在穿刺器穿刺时,也有可能发生在手术操作过程中。在进行穿刺时要掌握力度,不能用力过猛,在腹腔镜镜头进入腹腔后,注意排查;在手术操作过程中,注意双极电凝钳等能量器械可能造成的热损伤,特别对于中至重度腹腔粘连的患者,尤其要注意在分离过程中与周围脏器保持一定距离。

(五) 讨论

术后注意:须警惕持续性宫外孕可能。切下来的输卵管须剖视见绒毛,如果未见绒毛样组织,须在直肠子宫陷凹或大网膜表面等处探查是否可见孕囊样包块,或在吸引瓶中所有凝血块中检查是否有绒毛组织,警惕继发性腹腔妊娠的可能。术后第一天复查血 HCG,观察 HCG 下降情况,一般术后第一天 HCG 应较术前下降 50% 以上。如果恢复顺利,复查 HCG 下降满意,患者在术后 2~3d 即可出院。须注意的是:术后每周复查一次 HCG,直至 HCG 下降至正常范围内。异位妊娠手术为 I 类切口,可以不用抗生素预防感染,如盆腔积血超过 1 000mL,可考虑预防性使用抗生素。

二、腹腔镜下卵巢囊肿蒂扭转手术(卵巢囊肿复位剥除术)

蒂扭转是常见的妇科急腹症之一,多见于卵巢囊性病变。蒂扭转多在患者体位突然发生变化时发生,表现为突发一侧下腹部剧痛,常伴有恶心、呕吐,囊肿破裂大出血可致休克。不完全扭转者可自然复位,症状减轻。蒂扭转一旦确诊,应尽快行腹腔探查术,将蒂扭转复位,并将囊肿剥除。

(一) 适应证

1. 附件区包块伴持续性腹痛者。

2. 附件区包块直径 ≥ 5cm。

(二) 禁忌证

1. 囊肿较大,且上界超过脐水平者。

2. 高度怀疑恶性者。

3. 多次手术史,腹腔粘连严重者。

4. 不能耐受全麻手术或头低足高体位者。

(三) 外科手术

1. 体位　一般选择平卧位。

2. 切口选择　为方便缝合操作,一般选择四穿刺口,分别为脐孔、麦氏点(5mm 穿刺器)(助手侧)、耻骨上 3~4 指中线旁开 3~5cm 处(5mm 穿刺器)以及脐部与该穿刺点连线的垂直中线上锁骨中线至腋前线间(10mm 穿刺器)(主刀侧);也可选择三穿刺口,腹腔镜下异位妊娠手术穿刺口位置(图 4-69)。

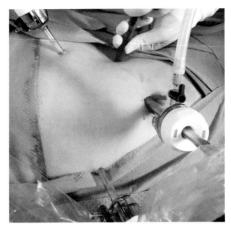

图 4-69　在第三穿刺口和脐部穿刺口连线的
中点垂直线上选择第四穿刺口

3. 操作过程

（1）暴露患侧卵巢囊肿，明确是否发生扭转和坏死，如未坏死，可给予复位后剥除卵巢囊肿。在卵巢囊肿表面剪开一小口，如囊肿破裂，则吸尽囊液（图 4-70），待囊肿体积减小后，再行囊肿剥除（图 4-71）。

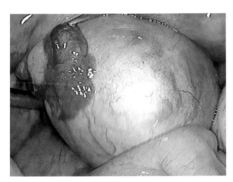

图 4-70　在卵巢囊肿表面剪一小口，吸尽囊液

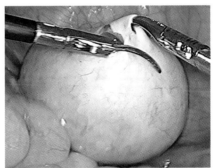

图 4-71　左侧卵巢囊肿蒂部扭转 2 周，但卵巢输卵管红润，血供尚好，可行复位和卵巢囊肿剥除

（2）分离囊肿壁和卵巢之间的界限：沿卵巢囊肿壁与卵巢皮质之间的界限（图 4-72）完整剥离囊肿壁，可以用双极电凝剥离囊肿（图 4-73）。

（3）卵巢囊肿剥离面止血操作，可用双极电凝点状电凝剥离面（图 4-74），或用 3-0 可吸收缝线缝合剥离面（图 4-75）。当使用双极电凝时，应尽量避免长时间、过多电凝卵巢，可以点状电凝，或用可吸收缝线缝合，可尽最大可能保留卵巢功能。

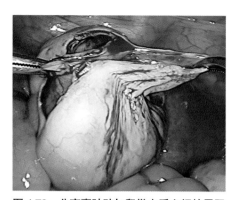

图 4-72 分离囊肿壁与卵巢皮质之间的界限

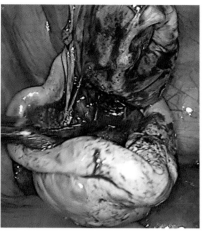

图 4-73 剥离囊肿过程中可以用双极电凝

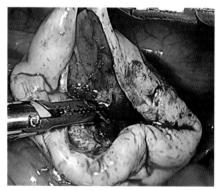

图 4-74 电凝卵巢囊肿剥离面

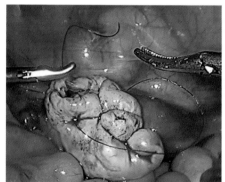

图 4-75 缝合卵巢囊肿剥离面

（4）将囊肿放入标本袋，从 10mm 穿刺孔取出（图 4-76、图 4-77）。

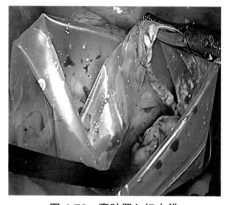

图 4-76 囊肿置入标本袋

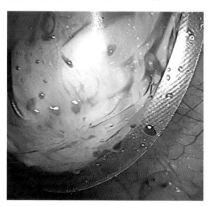

图 4-77 取出标本袋

（四）并发症及处理

1. 皮下出血及脏器损伤 同"腹腔镜下异位妊娠手术"中相关内容。

2. 卵巢继发感染 术中须仔细观察判断卵巢是否血供良好，有无坏死，视术中情况给予抗感染治疗。

3. 肺栓塞 近年来越来越多的文献提示，为卵巢无明显坏死的蒂扭转患者施行复位保留卵巢手术中发生肺栓塞是极低概率事件，但一旦发生可能危及生命。能否保留卵巢主要根据腹痛时间以及术中卵巢外观和血供判断。

（五）讨论

应注意，若囊肿剥离面较大，术后仍有可能渗血，故须注意术中充分止血，术后密切观察引流量。一般术后 2~3d，如患者体温正常，可出院，术后 1 个月复查。若术中发现卵巢及输卵管发黑、坏死，应行患侧卵巢输卵管切除术。如果未发现卵巢囊肿扭转坏死，可不用抗生素预防感染。

三、腹腔镜下卵巢黄体囊肿破裂手术（卵巢囊肿剥除术）

卵巢在排卵后形成黄体，黄体呈直径 2~3cm 的囊性结构，若黄体持续存在或增大（甚者达 10cm），称为卵巢黄体囊肿。卵巢黄体囊肿多能自行吸收，不需要特殊治疗。一部分卵巢黄体囊肿可在运动、外力挤压、排便等情况下发生破裂、出血，是妇科急腹症之一，表现为腹痛和阴道出血。部分卵巢黄体囊肿破裂出血量少者，出血可在短期内吸收，病情好转；出血量大、生命体征不稳定者，应积极采取手术治疗。

（一）适应证

1. 腹痛剧烈，生命体征不稳定者。

2. 止血药物治疗后无好转，腹痛或腹腔内出血无缓解者。

（二）禁忌证

1. 已出现休克或休克前期表现者。

2. 有多次手术史，腹腔粘连严重者。

3. 不能耐受全麻手术或头低足高体位者。

（三）外科手术

1. 体位 选择平卧位。

2. 切口选择 可选择三穿刺口或四穿刺口。

3. 操作过程

（1）吸出积血，暴露患侧卵巢囊肿（图 4-78）。

（2）完整分离囊肿壁，剥离面予以可吸收线缝合创面：分离钳完整剥除黄体囊肿，创面给予双极电凝点状止血，或直接用 3-0 可吸收缝线间断或连续缝合止血(图 4-79)。

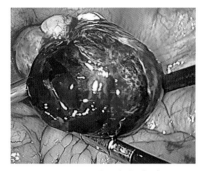

图 4-78　暴露卵巢囊肿

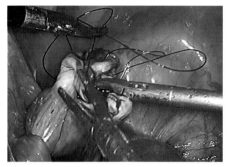

图 4-79　缝合卵巢囊肿剥离面

(3)取出标本,冲洗腹腔,检查有无活动性出血,置入腹腔引流管(图 4-80)。

(四) 并发症及处理

1. 皮下出血及脏器损伤　同"腹腔镜下异位妊娠手术"相关内容。

2. 卵巢创面血肿或出血　卵巢黄体囊肿剥离面质脆、易出血,当单纯双极电凝止血或缝合止血不彻底时容易发生创面血肿或活动性出血,甚至可能需要二次手术。因此,术中须在彻底剥离黄体后,充分止血,必

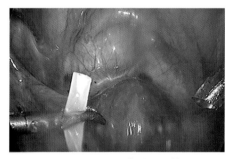

图 4-80　置入腹腔引流管

要时给予止血纱布填塞,明确无活动性出血后才能撤出器械结束手术。

(五) 讨论

术后 2~3d,若患者恢复正常,可拔管出院。卵巢黄体质脆,如不完整剥离,难以彻底止血或缝合。卵巢囊肿剥除术后,由于雌激素水平下降,患者可能出现子宫内膜剥脱性出血,属于正常现象。

第四节　泌尿外科

一、后腹腔镜肾囊肿去顶减压术

单纯性肾囊肿的手术指征存在一定争议,术者应根据具体患者的一般情况、囊肿大小、囊肿部位、周围组织压迫效应及患侧肾功能情况综合决定。

(一) 适应证

1. 囊肿直径 >5cm。

2. 囊肿明显压迫肾实质、集合系统或输尿管。

3. 短期内体积迅速增加的肾囊肿。

4. 囊肿继发感染、出血。

5. 有明显临床症状的肾囊肿，如腰腹疼痛、血尿等。

6. 怀疑有癌变可能者。

(二) 禁忌证

1. 全身状况差，无法耐受麻醉及手术。

2. 凝血功能障碍者。

3. 囊肿伴急性期感染、出血，肾周严重渗出、粘连者。

4. 术前尿路造影检查提示为肾盏憩室者。

(三) 外科手术

1. **体位** 患者取完全健侧卧位，抬高腰桥，拉伸髂嵴与肋弓间距。体位摆放完毕后须妥善固定，避免术中移位。

2. **切口选择** 该手术通常可在三孔法下完成(图 4-81)。

(1)第一操作孔位于肋缘下与腋后线焦点处，切口约 2cm，钝性分离腰背部肌层及腰背筋膜。突破腰背筋膜后，术者示指伸入后腹膜间隙，钝性分离腹膜后脂肪组织，将脂肪组织从腰背筋膜剥离，同时将腹膜推向腹侧。然后置入扩张球囊，在球囊内注气 600~800mL，进一步扩大后腹腔间隙。

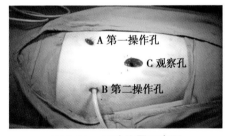

图 4-81 三孔位置示意图

(2)第二操作孔位于腋前线肋缘下，在皮肤上做 1~2cm 切口。术者左手示指经第一操作孔指向腹侧，右手持穿刺器，在左手示指的指引下将穿刺器置入后腹腔间隙。

(3)观察孔位于患侧髂嵴上方约 2cm 处。术者右手持穿刺器，在左手示指引导下穿刺，穿刺完毕后须妥善固定各穿刺器，避免过深或术中脱出；穿刺切口临时缝合，防止漏气。连接气腹机，设定压力为 14~16mmHg，置入腹腔镜，观察两侧操作孔位置、穿刺部位有无出血及后腹腔整体空间情况。

3. **操作过程**

(1)分离腹膜后脂肪，显露肾周筋膜：于腹膜后腔隙上缘下方弧形锐性切开腹膜外脂肪层，直至肾周筋膜，在肾周筋膜表面自上而下整块分离腹膜后脂肪，直至髂窝，并将脂肪块安放于髂窝内(不要离断)，此时可充分显露肾周筋膜(图 4-82)。

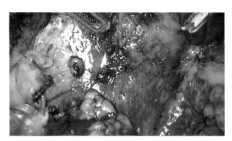

图 4-82 清除腹膜外脂肪

（2）显露肾囊肿：在偏背侧处纵行切开肾周筋膜（偏腹侧切开可能伤及腹膜）（图 4-83），上至膈下，下至髂窝上缘（术者可根据囊肿的大小和部位确定打开范围），打开肾周脂肪囊（图 4-84），直至肾脏表面。根据囊肿的部位沿肾脏表面，以锐性和钝性相结合的方法显露囊肿及其周围，过程中避免损伤肾实质及囊肿。

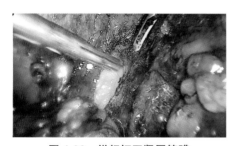

图 4-83 纵行切开肾周筋膜

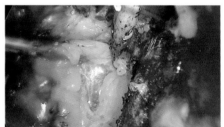

图 4-84 切开肾周脂肪囊

（3）切除囊壁：完整显露囊肿及其边缘后（图 4-85），利用超声刀或电凝钩在囊肿最顶端切开 1cm 左右开口（图 4-86），将吸引器置入囊肿内，吸净囊液（图 4-87）。沿囊肿边缘距肾实质 0.5cm 处切除囊肿壁（图 4-88、图 4-89），切除囊壁过程中切勿伤及肾实质，引起出血。囊壁切除后，边缘须彻底止血，并仔细检查囊底，明确有无漏尿及其他病变。被切除的囊壁可经操作孔直接取出，取出后应严格检查，如有可疑应送检冰冻病理。

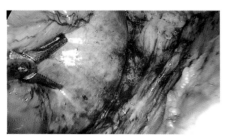

图 4-85 显露肾囊肿

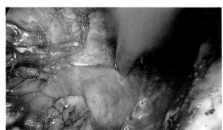

图 4-86 刺破囊壁

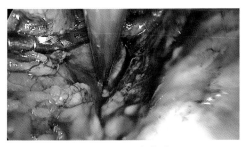

图 4-87 吸净囊液

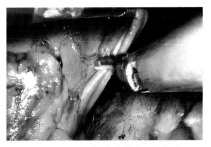

图 4-88 沿囊肿边缘切除囊壁

（4）彻底检查手术区域，严格止血，通常可经第二操作孔留置引流管（图4-90）。

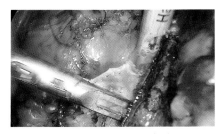

图 4-89 完整切除囊壁

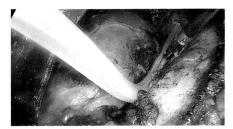

图 4-90 检查创面，放置引流管

（5）拔出各穿刺器，固定引流管并缝合各切口（图4-91）。

（四）并发症及处理

1. 出血 手术操作中注意避免盲目分离切割损伤血管和肾周实质脏器。例如，肾门部囊肿易伤及肾静脉及其分支，肾下极囊肿易损伤生殖静脉，肾上极囊肿损伤肾上腺、肝脏（右侧）、脾脏、胰尾（左侧）。切除囊壁时勿损伤肾实质；囊壁切除后残缘应予电凝止血；手术结束前应降低气腹

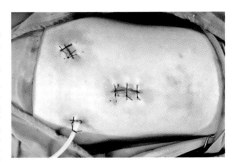

图 4-91 缝合切口

压，彻底检查创面，避免遗漏出血点（尤其注意穿刺部位、腰肌表面有无穿支血管等）。术后应严密观察引流液色泽，如明确有活动性出血，应当机立断探查止血。

2. 感染 术中注意无菌操作，可预防性使用抗生素；术后监测患者体温、血象变化。一旦发生感染，应彻底引流，必要时予以穿刺。同时加强患者营养，结合病原学检查结果合理使用抗生素治疗。

3. 尿瘘　常见于肾盏憩室被误认为囊肿进行切除、囊肿底部损伤、输尿管损伤等。术中及时发现，可在尿瘘部位进行缝合；输尿管轻度损伤可留置双 J 管，重度损伤须离断后成形并留置双 J 管。若术后引流液中肌酐明显升高，应考虑尿瘘可能，此时可严密观察，加强引流抗感染处理。若创口长时间不能愈合，应行尿路造影检查，明确尿瘘部位和程度，并采取相应处理措施。

（五）讨论

患者应于术后当天卧床休息，禁食，补液。每天观察患者一般情况、生命体征、伤口引流量及引流液色泽，记录尿量。肠道功能恢复后可逐步恢复饮食。当伤口引流量 <30mL 时，可拔出引流管。如无活动性出血，一般情况及生命体征稳定，则鼓励患者术后早期下床活动，并拔除导尿管。

二、后腹腔镜肾脏切除术

（一）适应证

后腹腔镜技术已广泛应用于肾脏疾病的临床治疗，具有恢复快、创伤小、疗效可靠的特点。其主要手术适应证为：

1. 各种原因所致的肾功能丧失（感染、梗阻、多囊肾）。

2. 肾脏损伤无法行肾修补者。

3. 肾血管性高血压。

4. 巨大肾结石。

（二）禁忌证

1. 严重心肺疾病，无法耐受麻醉及手术者。

2. 合并凝血功能异常、严重电解质紊乱、营养障碍未纠正者。

3. 全身感染性疾病未纠正者及有严重肾周围炎症者。

（三）外科手术

1. 体位　患者取完全健侧卧位，抬高腰桥，拉伸髂嵴与肋弓间距。体位摆放完毕后须妥善固定，避免术中移位。

2. 切口选择　该手术通常可在三孔法下完成（图 4-92）

（1）第一操作孔位于肋缘下与腋后线焦点处，切口大小 2cm。钝性分离腰背部肌层及腰背筋膜，突破腰背筋膜后，术者示指伸入后腹膜间隙，钝性分离腹膜后脂肪组织，将脂肪组织从腰背筋膜剥离，同时将腹膜推向腹侧。然后置入扩张球囊，在球囊内注气 600~800mL，进一步扩大后腹腔间隙。

（2）第二操作孔位于腋前线肋缘下，在皮肤做 1~2cm 切口，术者左手示指经第一操作孔指向腹侧，右手持穿刺器，在左手示指的指引下将穿刺器置入后腹腔间隙。

（3）观察孔位于患侧髂嵴上方约2cm处，术者右手持穿刺器，在左手示指引导下穿刺，穿刺完毕后须妥善固定各穿刺器，避免过深或术中脱出；穿刺切口临时缝合，防止漏气。连接气腹机，设定压力为14~16mmHg，置入腹腔镜，观察两侧操作孔位置、穿刺部位有无出血及后腹腔整体空间情况。

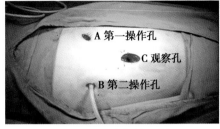

图4-92　三孔位置示意图

3. 操作过程

（1）分离腹膜后脂肪，显露肾周筋膜：进入腹膜后腔隙后，可见腹膜后脂肪组织（图4-93），于后腹腔上方靠近背侧处，以超声刀切开脂肪层，直至肾周筋膜，沿肾周筋膜表面，自上而下整块将后腹膜腔脂肪从肾周筋膜表面剥离（图4-94），将其翻转或离断后置于髂窝。

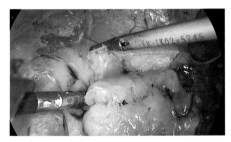

图4-93　探查腹膜后脂肪组织并清除

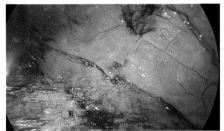

图4-94　剥离脂肪后的肾周筋膜

（2）切开肾周筋膜并分离肾蒂血管：在靠近肾周筋膜背侧处，纵行切开肾周筋膜（图4-95），显露肾周脂肪囊，在肾脏背侧脂肪囊与肾周筋膜间隙间向深面分离（图4-96），分离过程中可利用左手分离钳将肾脏推向腹侧，在腰大肌深面处仔细观察动脉搏动，可利用分离钳或吸引器杆锐性、钝性结合逐步清除肾蒂周围脂肪组织，显露肾动脉（图4-97）。肾动脉应显露足够长度，以利于仔细观察肾动脉的走行、管径，结合术前影像学资料判断所显露的动脉是否为肾动脉主干（抑或是主干分支）。在肾动脉近心端以2个组织闭合夹阻断，在远心端以1个组织闭合夹阻断（图4-98），用剪刀离断肾动脉（图4-99）。继续在该平面内向深面分离，寻找肾静脉（采取后腹腔入路时，肾静脉通常位于肾动脉深面偏尾侧，走行与肾动脉一致），分离出肾静脉后（图4-100），在其近心端以2个组织闭合夹阻断（图4-101），在远心端以1个组织闭合夹阻断后离断（图4-102）。

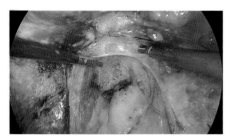

图 4-95 纵行切开肾周筋膜

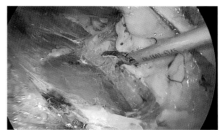

图 4-96 沿背侧肾周脂肪囊与腰肌平面分离

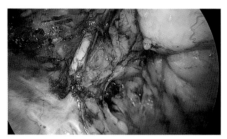

图 4-97 显露肾动脉

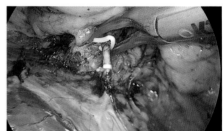

图 4-98 阻断肾动脉

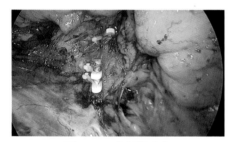

图 4-99 离断肾动脉

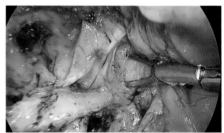

图 4-100 显露肾静脉

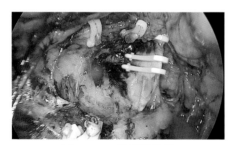

图 4-101 阻断肾静脉

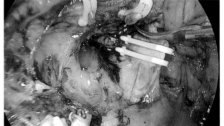

图 4-102 离断肾静脉

(3)离断输尿管:在肾下极水平沿腰大肌表面向深面分离,寻找输尿管(图 4-103),输尿管为肌性管道,可见间歇性蠕动,显露后以组织闭合夹分别阻断近心端及远心端后离断(图4-104)。

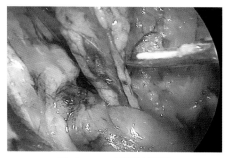

图4-103 显露输尿管

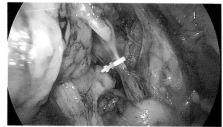

图4-104 阻断并离断输尿管

(4)游离肾脏:在肾周脂肪囊腹侧面与前肾周筋膜间隙内游离向头端分离至肾上极,尾端分离至肾下极,并于背侧已分离平面汇合。在肾上极平面切开肾周脂肪囊,显露肾上极实质后(图4-105),沿肾脏实质内侧缘向肾蒂方向分离,直至肾蒂水平,保留肾上极及内侧缘处脂肪组织(肾上腺组织包裹于其中,可保留肾上腺)。

(5)取出标本:肾脏完全游离后,应仔细检查创面(图4-106),尤其是肾蒂血管处,确定无活动性出血后,可降低气腹压,以利于发现潜在出血点。检查无误后将肾脏置入标本袋,术区规规留置负压引流管。向尾侧延长第一操作孔,取出肾脏,关闭各切口。

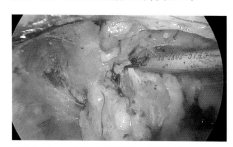

图4-105 切开肾周围脂肪囊显露肾上极

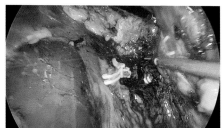

图4-106 肾脏完全切除后检查创面

(四)并发症及处理

1. **血管损伤** 在分离肾蒂血管过程中,可能会损伤肾动脉或肾静脉,尤其是异位血管,如术前未明确,术中可能误伤。对于动脉损伤,如破口较小,迅速钳闭血管近心端后,以吸引器将积血吸净,在损伤处的近端以组织闭合夹夹闭,可控制出血;如出血量大,造成腔镜下视野丢失,应果断转为开放手术探查止血。对于静脉损伤(肾静脉或下腔静脉),可适当上调气腹压,吸净积血,查明破口,以无损伤血管缝线修补或以钛夹夹闭破口;如果出血量大,腹腔镜操作无法止血,应转为开放手术。

2. 肾脏周围脏器损伤 肝脏、脾脏、胰腺、十二指肠、膈肌等肾脏周围脏器出现感染性病变时容易发生误损伤。一旦上述器官组织发生损伤,可协同相关专业科室,按相应外科原则处理,必要时可转为开放手术。

3. 其他术后并发症 例如术后出血、乳糜尿、术区感染、脓肿形成、伤口感染愈合不良等,按相应外科原则处理。

(五)讨论

肾脏为腹膜后脏器,经腹膜后入路切除肾脏较为直接,是国内泌尿外科医师经常选用的手术入路。该入路的优点是解剖较为简单,通常较少出现腹腔脏器的损伤,且对肠道干扰小,术后肠道功能恢复较快,有利于早期进食,早期康复。其缺点是手术操作空间狭小,解剖标志不明确。

三、后腹腔镜下肾上腺切除术

随着医学诊断水平的不断提高,肾上腺疾病的发现率和诊断率得到提高,部分肾上腺疾病需要外科干预。目前,后腹腔镜技术已广泛应用于肾上腺疾病的微创外科治疗。

(一)适应证

1. 功能性肾上腺皮质疾病(皮质醇增多症、醛固酮瘤)。

2. 功能性肾上腺髓质疾病(儿茶酚胺增多症)。

3. 负荷超过 3cm 的无功能性肾上腺良性肿瘤。

4. 局限性肾上腺恶性肿瘤。

5. 肾上腺转移性肿瘤。

(二)禁忌证

1. 严重心肺疾病,无法耐受麻醉及手术者。

2. 合并凝血功能异常、严重电解质紊乱、营养障碍未纠正者。

3. 术前计算机断层扫描(computed tomography,CT)或磁共振(magnetic resonance,MR)检查提示肾上腺肿瘤侵犯周围组织。

4. 负荷超过 8~10cm 的肾上腺肿瘤,应视为腹腔镜手术的相对禁忌证。

(三)外科手术

1. 体位 患者取完全健侧卧位,抬高腰桥,拉伸髂嵴与肋弓间距;体位摆放完毕后须妥善固定,避免术中移位。

2. 切口选择 该手术通常可在三孔法下完成(图 4-107)

(1)第一操作孔位于肋缘下与腋后线焦点处,切口大小 2cm。钝性分离腰背部肌层及腰背筋膜,突破腰背筋膜后,术者示指伸入后腹膜间隙,钝性分离腹膜后脂肪组织,将脂肪组织从腰背筋膜剥离,同时将腹膜推向腹侧。然后置入扩张球囊,在球囊内注气 600~800mL,进一步扩大后腹腔间隙。

(2)第二操作孔位于腋前线肋缘下,在皮肤上做 1~2cm 切口,术者左手示指经第一操作孔指向腹侧,右手持穿刺器,在左手示指的指引下将穿刺器置入后腹腔间隙。

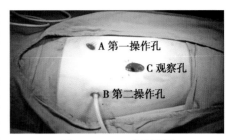

图 4-107　三孔位置图

(3)观察孔位于患侧髂嵴上方约 2cm 处,术者右手持穿刺器,在左手示指引导下穿刺,穿刺完毕后须妥善固定各穿刺器,避免过深或术中脱出;穿刺切口临时缝合,防止漏气。连接气腹机,设定压力为 14~16mmHg,置入腹腔镜,观察两侧操作孔位置、穿刺部位有无出血及后腹腔整体空间情况。

3. 操作过程

(1)分离腹膜后脂肪,显露肾周筋膜:进入腹膜后腔隙后可见腹膜后脂肪组织,于后腹腔上方靠近背侧处以超声刀切开脂肪层(图 4-108),直至肾周筋膜,沿肾周筋膜表面,自上而下整块将后腹膜腔脂肪从肾周筋膜表面剥离(图 4-109),将其翻转或离断后置于髂窝。

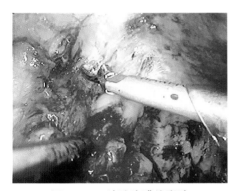

图 4-108　清除腹膜外脂肪

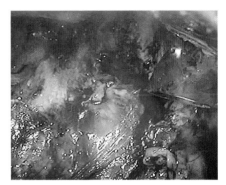

图 4-109　显露肾周筋膜

(2)打开肾周筋膜:在靠近肾周筋膜背侧处纵行切开肾周筋膜,向头端切开直至膈肌,向尾侧切开直至髂窝,肾周筋膜打开后可显露肾周脂肪囊。

(3)分离肾周脂肪囊与肾周筋膜之间平面:首先分离背侧平面(第一乏血管平面),即背侧肾周脂肪囊与背侧肾周筋膜之间平面(图 4-110)。分离该平面时,应采用锐性与钝性相结合方式,左手持分离钳将肾脏推向腹侧,以利于显露该平面,直至分离至肾脏上极内侧。然后,分离腹侧平面(第二乏血管平面),即腹侧肾周脂肪囊与腹侧肾周筋膜之间平面(图 4-111)。此平面分离至肾脏上极内侧,与第一平面汇合。再分离肾脏上极平面(第三平面),在肾脏上极水平切开此处的肾周脂肪囊,显露肾上极实质(图4-112),并继续向内侧分离,将肾上极脂肪去除,置于髂窝内。

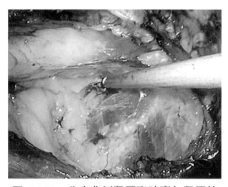 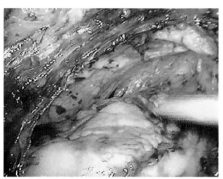

图4-110　分离背侧肾周脂肪囊与肾周筋　　图4-111　分离腹侧肾周脂肪囊与肾周
　　　　　膜平面　　　　　　　　　　　　　　　　　　　筋膜平面

(4)肾上腺底部平面分离:沿肾上极实质表面与肾上腺底部之间脂肪分离(第四平面)(图4-113)。分离该平面时,左手持分离钳夹持肾上腺周围脂肪组织向内上方提起(肾上腺组织较脆,应避免直接夹持,以防破裂出血)。该平面内有较多肾上腺动脉分支,较小动脉分支以超声刀直接凝闭后离断,较大分支可用组织闭合夹或钛夹夹闭后离断。肾上腺中央静脉通常穿行于该平面内(图4-114),分离过程中注意识别,肾上腺中央静脉需在其远端和近端分别以组织闭合夹夹闭后离断。

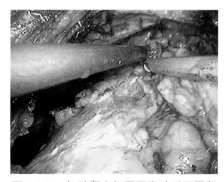 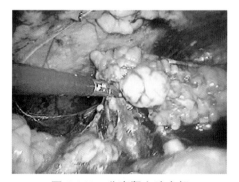

图4-112　切除肾上极周围脂肪后显露肾　　图4-113　分离肾上腺底部
　　　　　上极实质

(5)完整切除肾上腺组织:通过上述各平面的分离,此时肾上腺腹侧面、背侧面及底面已经游离,仅剩肾上腺上极与膈肌之间附着,可以超声刀离断附着组织,完整切除肾上腺。肾上腺上极与膈肌之间往往存在膈下动脉的分支动脉,即肾上腺上动脉穿行,分离过程中需谨慎,必要时可用组织闭合夹或钛夹夹闭(图4-115)。

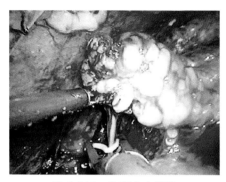

图 4-114　处理中央静脉

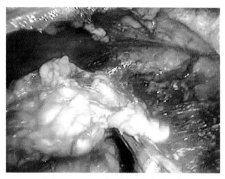

图 4-115　完整切除肾上腺

(6)检查创面,取出标本:肾上腺完整切除后,务必仔细检查创面,可适当降低气腹压,避免遗漏潜在出血点。检查无误后,在术区留置引流管(图4-116),将肾上腺组织及游离脂肪组织置入标本袋内取出(图4-117),缝合各切口。

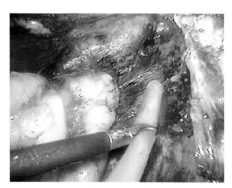

图 4-116　检查创面,放置引流管

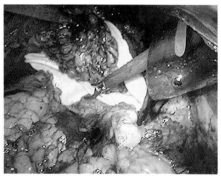

图 4-117　取出标本

(四) 并发症及处理

1. **出血**　肾上腺组织血供丰富,通常来源于肾上腺上、中、下动脉,并借肾上腺中央静脉回流。肾上腺各动脉均较细小,通常可用超声刀直接凝闭,而中央静脉相对较粗,须严格夹闭,不可直接电凝,且该静脉隐匿于肾上腺底面与肾窦之间的脂肪组织之中,解剖层次不清晰往往会误伤中央静脉,引起出血。而右侧肾上腺组织贴近下腔静脉,在游离、牵拉过程中有可能造成下腔撕裂,引起出血。另外,肾上腺组织本身质地脆弱,直接钳夹或过度牵拉也易造成出血。

2. 周围脏器损伤　肝脏、脾脏、胰腺、下腔静脉、肾脏、十二指肠、膈肌分别与左侧或右侧肾上腺毗邻。术者要熟悉肾上腺及其周围组织的解剖及位置关系，术中仔细分离，找准平面。一旦发生损伤，应协同相关科室按外科原则处理。

（五）讨论

肾上腺组织位于后腹腔深部，包绕于肾周筋膜内，其周围解剖结构极为复杂，传统的开放手术操作复杂、风险高、创伤大、术后恢复时间长且并发症较多。腹腔镜经后腹腔入路切除肾上腺实现了微创和精准，使得手术时效性及安全性大大提高，已成为目前切除肾上腺的标准术式。

69